PAULINE DEHECQ

Ma COSMÉTIQUE MINIMALISTE

LE GUIDE PRATIQUE DES COSMÉTIQUES MAISON

Avec
50 RECETTES
sans poudre de
perlimpinpin

THIERRY SOUCCAR ÉDITIONS

AVERTISSEMENT

Ce livre propose 50 recettes de cosmétiques maison.

Avant de vous lancer, pensez à désinfecter votre plan de travail et vos ustensiles avant la réalisation de la recette. Effectuez le test préalable d'application du produit dans le pli du coude. Attendez 48 heures minimum afin de vous assurer qu'aucune réaction allergique n'apparaît. En cas de changement d'odeur, jetez la préparation.

Les huiles essentielles sont des concentrés d'actifs très puissants. Il convient de les employer avec précaution. De manière générale, les huiles essentielles sont déconseillées chez les femmes enceintes et allaitantes, les enfants de moins de 6 ans, les épileptiques, les asthmatiques, les personnes ayant des antécédents personnels et familiaux de cancer hormonodépendant et les personnes dont l'état de santé est jugé fragile.

Ces recettes sont données à titre indicatif. L'auteur et l'éditeur ne sauraient être tenus pour responsables des dommages de toute nature, matériels ou corporels, qui pourraient résulter de la réalisation de ces recettes.

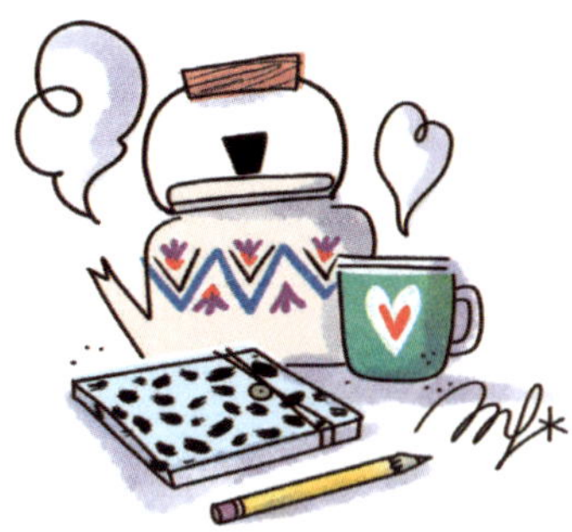

Illustrations : Magalie Foutrier

Conception graphique et mise en pages : Thierry Souccar Éditions
Photos : © Pauline Dehecq, sauf pages 20, 46, 66-67, 73 © Shutterstock

ISBN : 978-2-36549-375-8
ISBN ebook : 978-2-36549-376-5
Dépôt légal : 4e trimestre 2019

À ma grand-mère.
Merci de m'avoir offert mon premier cosmétique bio et pour tout le reste.

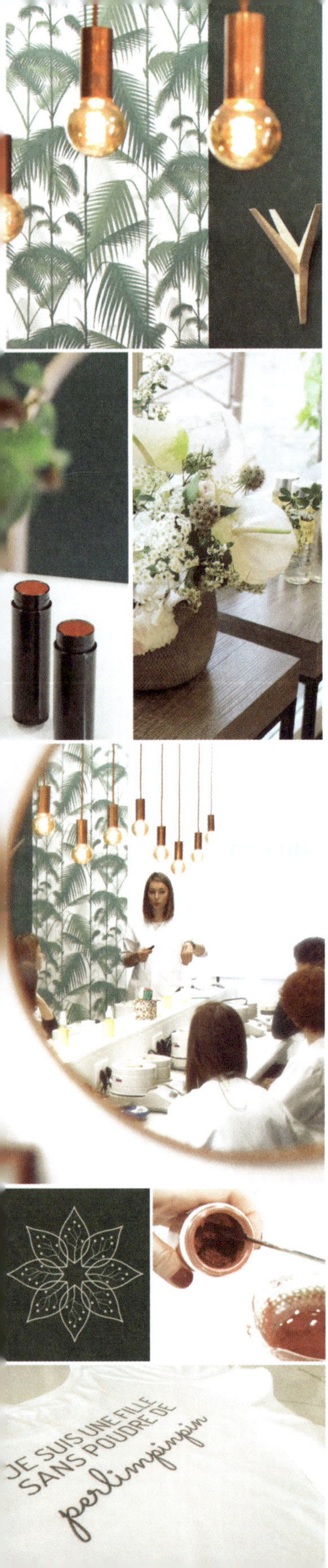

SOMMAIRE

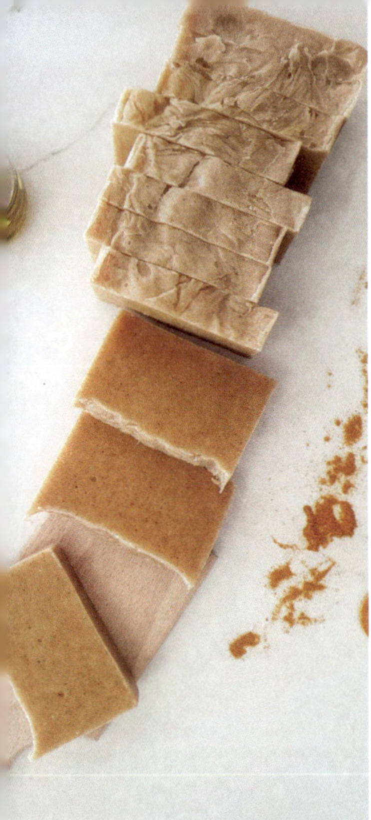

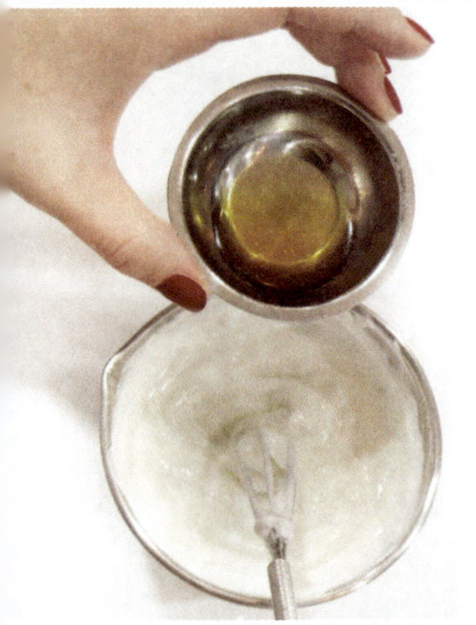

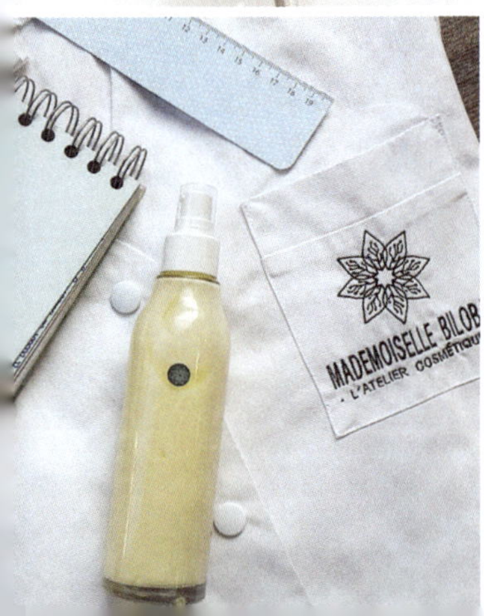

50 RECETTES MAISON

INTRODUCTION

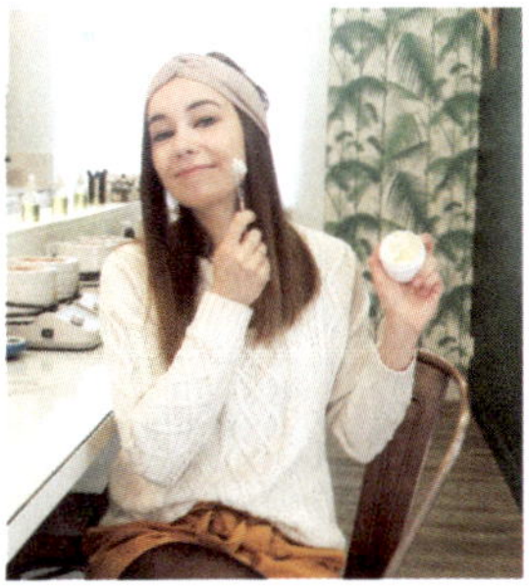

Ingénieure agronome et passionnée par la cosmétique, cela fait une petite dizaine d'années que je travaille dans l'univers de la beauté. Au cours de mes études, j'ai été sensibilisée à l'écologie et aux problématiques environnementales et c'est à ce moment-là que l'idée m'est venue d'allier cosmétique et naturalité.

Il y a quelques années de cela, la cosmétique bio n'était pas aussi développée et au point qu'aujourd'hui – je me souviens d'un shampoing au savon d'Alep que ma grand-mère m'avait offert et qui sentait... la terre. À l'époque, je m'étais dit qu'il serait intéressant d'apporter plus de plaisir et de fun dans cet univers plutôt rude et « brut de décoffrage ».

MA DÉCOUVERTE DES HUILES ESSENTIELLES

S'il est vrai que j'ai toujours adoré les plantes – petite, je concoctais déjà des mixtures à base de pétales de rose cueillies dans mon jardin –, c'est ma première expérience professionnelle qui m'a fait entrer de plain-pied dans le monde végétal et l'aromathérapie en particulier. Ce fut pour moi une révélation. Je suis tombée littéralement amoureuse des huiles essentielles et de leurs immenses pouvoirs. J'ai tout de suite été fascinée par l'efficacité de ces essences et des possibilités infinies que la nature nous offrait à travers elles. Parallèlement, j'observais l'engouement du public pour les ingrédients naturels et les huiles essentielles mais je me suis aussi aperçue que les consommateurs manquaient cruellement d'informations et que les mésusages étaient fréquents en particulier le surdosage.

En 2014, je me suis envolée pour le Canada afin de participer à l'implantation d'une grande marque française de dermocosmétiques. Ce fut une expérience très formatrice et enrichissante mais j'y ai aussi découvert l'envers du décor de la cosmétique de masse. Alors que je formais les futurs prescripteurs de nos produits, l'un d'eux m'a interpellée en me demandant pourquoi on retrouvait des huiles minérales dérivées du pétrole dans les formules. Ce fut un déclic pour moi. J'ai véritablement pris conscience ce jour-là que je n'étais pas complètement en adhésion avec ce que je vendais.

Tout cela m'a amenée à me poser plusieurs questions : pourquoi la composition des cosmétiques est-elle aussi mystérieuse ? Pourquoi retrouve-t-on autant de composés issus de la pétrochimie ? Pourquoi n'y a-t-il quasiment plus d'ingrédients naturels dans la cosmétique « moderne » ?

LE PLAISIR DE FABRIQUER SOI-MÊME

Mon année passée au Canada a provoqué une deuxième étincelle en moi : j'ai découvert l'attachement des Québécois pour le handmade, cette effervescence créatrice qui permet de renouer avec soi-même.

Je suis alors rentrée en France avec la ferme envie de proposer une cosmétique alternative à la cosmétique de masse, une cosmétique plus personnalisée. Et c'est ma belle-mère qui m'a soufflé l'idée d'organiser des ateliers pour mettre cela en œuvre. Ce projet d'ateliers réunissait tout ce qui me tenait à cœur : l'utilisation de produits naturels et des huiles essentielles, le côté sur-mesure de la cosmétique mais aussi la pédagogie et le partage de mes connaissances.

J'avais toujours eu envie de monter un projet de A à Z, de créer un univers bien à moi et de proposer quelque chose qui ait du sens. J'avais trouvé ma voie. C'est ainsi qu'est née Mademoiselle Biloba, un lieu dédié à la cosmétique naturelle alliant expertise, qualité des matières premières et passion du monde végétal. Des ateliers ludiques où l'on se réapproprie le savoir-faire cosmétique dans une ambiance créative et conviviale. On y apprend entre autres à fabriquer ses propres produits de beauté à partir d'ingrédients 100 % naturels.

COSMÉTIQUE NATURELLE ET... MINIMALISTE

Si le premier objectif, lorsque l'on décide de fabriquer soi-même ses cosmétiques, est de prendre soin de sa peau, il est inconcevable de le faire au détriment de la planète. Ainsi, au fur et à mesure de mes ateliers, je me suis rendu compte que « le plus simple » était finalement le mieux.

Comme dans toute nouvelle passion, il est tentant de vouloir s'équiper au maximum et d'acheter une ribambelle d'ingrédients dans l'espoir d'obtenir des produits plus efficaces. Oui mais voilà, cela va à contresens de la démarche, à savoir maîtriser ce que l'on met sur sa peau tout en réduisant son impact environnemental !

En effet, plus on multiplie les ingrédients et plus les risques d'interactions et de mésusages augmentent. On ouvre également la porte au gaspillage car les matières premières sont fragiles et périssables. Vous risquez de devoir en jeter certaines avant même d'avoir ouvert le flacon. Faire ses cométiques naturels, oui ! Mais retomber dans la folie de la surconsommation, non !

Et puis finalement, nous sommes tous les mêmes, nous souhaitons consommer sainement sans forcément pouvoir y consacrer beaucoup de temps. Alors, pour motiver mes apprenants et les inciter à passer à l'action, il fallait que je propose des recettes rapides et faciles à réaliser. Ce livre est donc le fruit de cette longue réflexion. Il a été conçu pour vous permettre de vous lancer dans la fabrication de vos propres produits cosmétiques de manière simple, avec seulement quelques ingrédients et un investissement financier minimum.

CE QUE VOUS TROUVEREZ DANS CE LIVRE

Au fil des pages, vous découvrirez que votre peau est un organe à part entière et qu'il faut la respecter pour qu'elle puisse remplir pleinement ses fonctions de barrière. Traitez-la avec douceur et elle vous le rendra. Je lèverai également le voile sur la cosmétique conventionnelle et vous donnerai les clés pour faire le tri dans votre salle de bains et ne garder que le meilleur. Vous apprendrez ensuite à reconnaître votre type de peau pour ajuster au mieux les soins à lui apporter. L'intérêt de faire ses cosmétiques, c'est aussi de pouvoir les personnaliser à sa guise mais on ne peut le faire que si l'on connaît bien les caractéristiques de sa peau. Parce qu'il ne sert à rien de reproduire une recette sans savoir pourquoi on y a mis tel ou tel composant, tous les ingrédients de la cosmétique minimaliste seront passés en revue pour que vous puissiez en connaître les propriétés, les usages mais aussi la provenance.

Enfin, dans la dernière partie de l'ouvrage, vous trouverez 50 recettes que j'ai patiemment formulées. Elles sont toutes garanties sans poudre de perlimpinpin. Du visage aux sourcils en passant par les produits de soin pour bébé et pour monsieur, il y en a pour toute la famille et toutes les parties du corps.
Bien que ces recettes contiennent peu d'ingrédients, elles n'en sont pas moins efficaces. Elles sont suffisamment concentrées en actifs et répondent pleinement aux besoins de la peau. Il m'aura fallu de nombreux essais pour obtenir « the » recette, à la fois agréable d'utilisation et simple de réalisation, sans rien sacrifier au plaisir des sens grâce aux délicats parfums des huiles essentielles.
Avec ce livre, vous reprenez le pouvoir sur votre salle de bains, vous maîtrisez ce que vous mettez sur votre peau, vous vous détachez du tout chimique et vous vous amusez !

J'espère que vous prendrez autant de plaisir que moi à fabriquer vos propres cosmétiques et ceux de votre famille.

Pauline

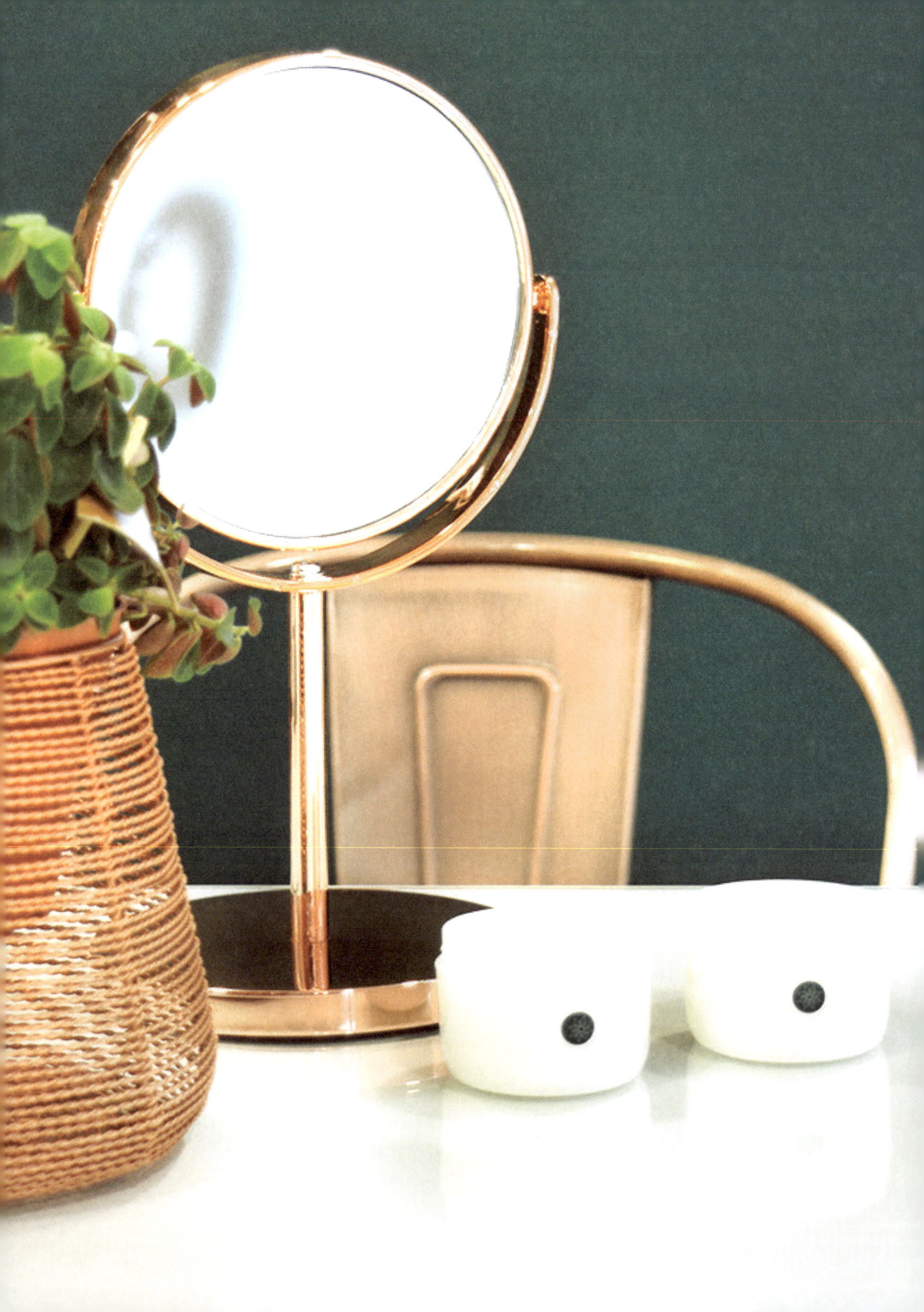

CHAPITRE 1

COSMÉTIQUE MAISON *VERSUS* COSMÉTIQUE CHIMIQUE

LES BATTLES

Comment ça vous ne parlez pas INCI ? Ce n'est pourtant pas difficile... Bon en fait si, peut-être un peu... la liste INCI correspond à la liste des ingrédients présents dans un produit cosmétique. Ils apparaissent par ordre décroissant de quantité. Mais les ingrédients présents à moins de 1 % peuvent figurer n'importe où en fin de liste. Ainsi, un actif végétal dosé à 0,5 % peut apparaître avant le conservateur présent à 0,6 % par exemple. Cela donne l'illusion que les ingrédients phares, ceux mis en avant par le marketing, sont bien concentrés. Ce qui en réalité n'est pas toujours le cas.

Mais le brouillage des pistes ne s'arrête pas là. Tous les noms des ingrédients sont indiqués en latin ou en anglais... Comme les listes INCI sont à rallonge, je vous laisse imaginer la difficulté pour le quidam de décoder. Pourquoi faire simple quand on peut faire compliqué ?

Le principal avantage de la cosmétique maison, c'est que l'on peut choisir ses ingrédients un à un, en toute connaissance de cause. Les formules sont courtes, pour une meilleure maîtrise de ce que l'on applique sur sa peau. Rien ne sert de multiplier les actifs quand on sait que la base agit déjà efficacement. En cosmétique maison, cette base est constituée de beurres, d'huiles végétales, de cires ou encore d'hydrolats qui possèdent des vertus hors pair pour le soin de la peau. Il n'est donc pas utile d'ajouter pléthore d'ingrédients.

Voici une analyse détaillée de quatre types de cosmétiques : crème, rouge à lèvres, déodorant et shampoing, dans leur version classique et dans leur version faite maison.

BATTLE CRÈME

Une crème est une émulsion, c'est-à-dire le mélange d'une phase grasse et d'une phase aqueuse. La phase grasse est d'une importance capitale car c'est elle qui nourrit, répare et protège la peau. En cosmétique maison, on utilise uniquement des huiles végétales riches en vitamines et antioxydants alors qu'en cosmétique chimique, on fait appel à des huiles minérales issues de la pétrochimie comme la paraffine liquide et à des silicones qui confèrent un côté doux et lisse à la peau. Le problème ? Ces derniers sont très peu biodégradables et « étouffent » l'épiderme. La phase aqueuse représente environ 50 % de la crème. Il s'agit d'eau en cosmétique chimique et d'hydrolats (ou d'eaux florales) en cosmétique naturelle. Les hydrolats ayant des propriétés cosmétiques contrairement à l'eau, la proportion d'actifs dans une crème maison est au total bien supérieure à celle d'une crème chimique.

MAISON

PHASE AQUEUSE
hydrolat*

PHASE GRASSE
beurres* et huiles végétales* extraites par première pression à froid

ÉMULSIFIANT
origine végétale

ACTIFS NATURELS
extraits de végétaux, minéraux, huiles essentielles...*

GÉLIFIANTS
gommes naturelles

FRAGRANCES NATURELLES
arômes, huiles essentielles*

CONSERVATEURS NATURELS OU AGRÉÉS EN COSMÉTIQUE BIO

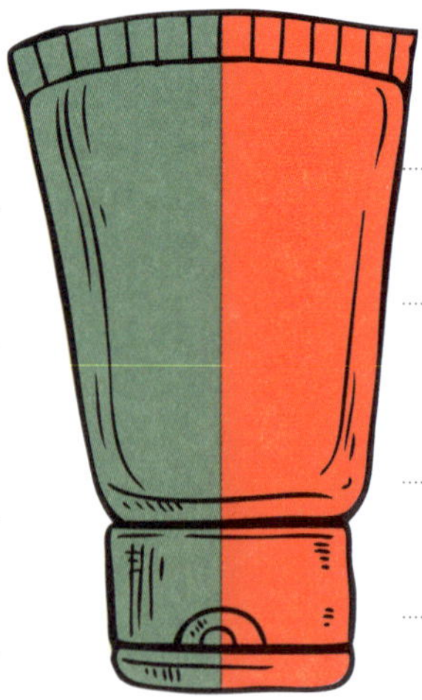

CLASSIQUE

PHASE AQUEUSE
eau

PHASE GRASSE
huiles minérales (paraffine), huiles végétales raffinées, silicones

ÉMULSIFIANT
origine synthétique (PEG)

ACTIFS
molécules de synthèse*, extraits naturels*, filtre anti-UV

GÉLIFIANTS
origine synthétique (polymères)

PARFUMS DE SYNTHÈSE

COLORANTS DE SYNTHÈSE

CONSERVATEURS DE SYNTHÈSE
parabènes, phénoxyéthanol, EDTA (irritant, cancérigène)

*Ingrédients actifs

Composition d'une crème : phase aqueuse : environ 50 % | phase grasse : jusqu'à 30 % | émulsifiant : jusqu'à 10 % | actifs : de 1 % à 10 % | gélifiants : 1 % | fragrances ou huiles essentielles : 0,5 % à 1 % | conservateurs : environ 1 %

BATTLE

ROUGE À LÈVRES

Un bon rouge à lèvres colore autant qu'il protège et répare. Pour confectionner un rouge à lèvres maison, on utilise des huiles végétales mais aussi des beurres et des cires naturelles. Ils nourrissent et laissent un film protecteur à la surface des lèvres. Dans un rouge à lèvres conventionnel, on ne retrouve que très rarement du végétal. Généralement, c'est beaucoup de pétrochimie... Les huiles de paraffine et les cires comme la microcristalline sont des substances d'origine minérale. Elles n'apportent rien à la peau et rien de bon à l'organisme bien au contraire. Elles s'accumulent dans l'estomac car une partie des produits déposés sur les lèvres est ingérée. On estime qu'une femme absorbe jusqu'à 2 kg de rouge à lèvres au cours de sa vie !

MAISON

BEURRES VÉGÉTAUX + HUILES VÉGÉTALES : ENVIRON 70 %
Nourrit, répare, protège

CIRES VÉGÉTALES OU ANIMALES : CIRE D'ABEILLE, CIRE DE CARNAUBA, CIRE DE CANDELILLA : ENVIRON 20 %
Agent durcisseur

PIGMENTS MINÉRAUX 100 % NATURELS : ENVIRON 10 %

VITAMINE E : 0,1 %
Conservateur naturel issu de l'huile de tournesol

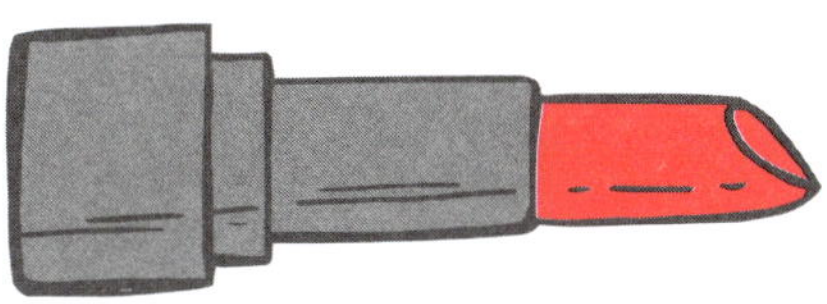

CLASSIQUE

HUILES MINÉRALES ET PARAFFINE (PÉTROCHIMIE), SILICONES : ENVIRON 70 %
Huiles occlusives, huiles « mortes » sans aucune propriété nourrissante, toxiques en cas d'ingestion (effet d'accumulation dans l'estomac), dessèchent les lèvres...

CIRES MINÉRALES (PÉTROCHIMIE) : ENVIRON 20 %
Matière « fossile » polluante, a les mêmes effets négatifs que les huiles minérales

PIGMENTS SYNTHÉTIQUES COMME LES COLORANTS AZOÏQUES : ENVIRON 10 %
Allergènes, aggravent les troubles de la concentration et l'hyperactivité, soupçonnés d'être cancérigènes

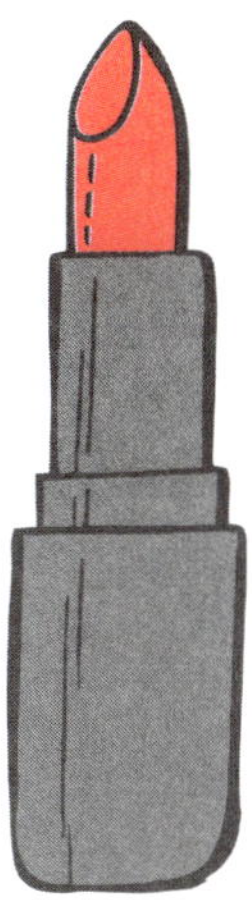

BATTLE SHAMPOING

Tous les shampoings devraient être d'une douceur implacable! Dans les faits, on est très loin du compte en cosmétique chimique... Il faut savoir qu'un shampoing, c'est avant tout de l'eau et des tensioactifs (90 % de la formule), c'est-à-dire des substances nettoyantes et moussantes. Le marketing vantera la plupart du temps les bienfaits d'actifs ajoutés dans des proportions infimes. En fait, l'efficacité et la douceur du produit sont avant tout liées... aux excipients! Tout shampoing qui se respecte devrait être constitué d'une base lavante douce et naturelle. Au lieu de cela, on retrouve la plupart du temps les fameux sodium laureth sulfate et sodium lauryl sulfate aka SLS. Ils font partie des tensioactifs dits « durs » particulièrement irritants pour la peau. Leur action détergente est tellement puissante qu'ils sont utilisés en nettoyage industriel. On les retrouve aussi en tant qu'irritant de référence pour les tests de tolérance cutanée!

L'avantage de fabriquer son shampoing soi-même, c'est que l'on peut choisir les tensioactifs! Et en la matière, il n'y a rien de mieux que ceux dérivés du sucre comme le coco-glucoside ou décylglucoside. Ils mousseront peut-être moins, mais ils seront bien plus délicats pour la peau. Avec eux, aucun risque d'altérer le film hydrolipidique qui recouvre notre épiderme. À terme, les cheveux sont plus beaux et la planète est protégée.

Quid de la mousse ?

Qu'on se le dise, la mousse n'est pas un indicateur des qualités nettoyantes d'un shampoing ! Certains produits peuvent très peu mousser, mais très bien nettoyer. Par exemple, les poudres comme le rhassoul ou encore le shikakaï lavent sans générer de mousse. Elles sont naturellement poreuses et «absorbent» l'excès de sébum. Résultat : les cheveux peuvent être nettoyés même sans eau. Le film hydrolipidique est préservé et la peau n'est pas agressée.

MAISON

EAU + HYDROLATS

TENSIOACTIFS DOUX D'ORIGINE VÉGÉTALE
Composés nettoyants et moussants dérivés du sucre : cocoglucoside, décylglucoside, lauryl glucoside...

ACTIFS NATURELS
Protéines de blé, protéines de soie, glycérine... des actifs qui gainent, démêlent et prennent soin du cheveu.

GÉLIFIANTS VÉGÉTAUX
Gomme xanthane, carraghénanes, gomme guar...

HUILES ESSENTIELLES
Elles sont utilisées pour leur parfum mais aussi leurs propriétés intrinsèques (certaines huiles essentielles sont purifiantes, antipelliculaires, d'autres stimulent la pousse du cheveu, favorisent la brillance...).

VINAIGRE
ou tout autre acidifiant naturel. Son rôle est de bien refermer les écailles.

CONSERVATEURS NATURELS
ou conservateurs agréés en bio.

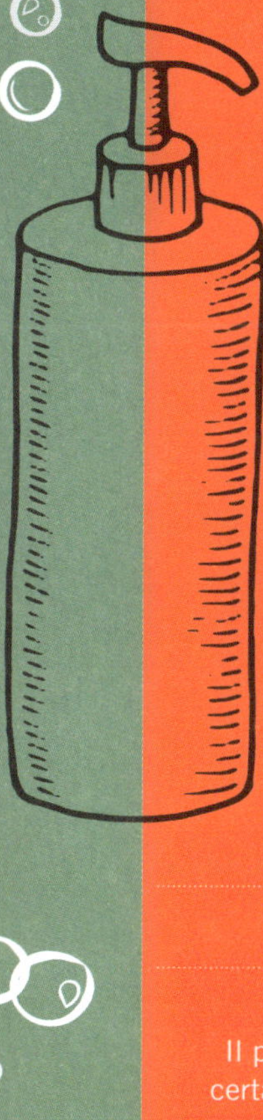

CHIMIQUE

EAU

TENSIOACTIFS DURS DE SYNTHÈSE
Sodium lauryl sulfate ou sodium laureth sulfate, réputés pour être des détergents puissants également utilisés dans le nettoyage industriel. Leur procédé de fabrication est polluant ; il émet des composés nocifs.

SILICONES
Ils lissent et font briller. Ces composés de synthèse étouffent le cheveu et sont très peu biodégradables.

QUATS
Polyquaternium, quaternium. Ces composés de synthèse diminuent l'électricité statique, améliorent le coiffage. Ils sont peu biodégradables.

AGENTS OPACIFIANTS
Ces composés de synthèse donnent un côté nacré et onctueux au produit.

RÉGULATEUR DE PH
Synthétique (acide hydrochlorique) ou naturel (acide citrique ou hydroxyde de sodium).

AGENT DE CHÉLATION
EDTA (ou disodium EDTA, tétrasodium EDTA, trisodium EDTA...) Permet la stabilité du produit. C'est un polluant majeur, non biodégradable.

PARFUMS DE SYNTHÈSE

COLORANTS DE SYNTHÈSE
Il peut s'agir de colorants azoïques dont certains sont des cancérigènes reconnus.

ACTIFS D'ORIGINE VÉGÉTALE
Beurres, huiles, gel d'aloe vera... En général, ces actifs figurent en fin de liste des ingrédients. Ils sont donc présents en très faibles quantités. Leurs effets bénéfiques sur le cheveu sont annihilés par le côté irritant des tensioactifs employés.

BATTLE

DÉODORANT

Un bon déodorant ne peut pas être antitranspirant…
La transpiration est un phénomène naturel qui permet, entre autres, d'éliminer les toxines et les déchets du corps. Mais sa fonction ne s'arrête pas là. La sudation, permet au corps de réguler sa température pour nous éviter la surchauffe. Les déodorants naturels faits maison agissent essentiellement contre les mauvaises odeurs en limitant le développement des bactéries qui en sont responsables. La sueur en elle-même ne sent pas, c'est sa dégradation par les bactéries présentes à la surface de la peau qui dégage une odeur désagréable. Dès lors qu'un déodorant est antitranspirant, il agit contre nature en obstruant les canaux qui libèrent la sueur. Ce mode d'action a un autre côté négatif : il peut provoquer une inflammation au niveau des pores bouchés des glandes sudorales.

MAISON

ACTIFS : ENVIRON 70 %

– **Poudres de plantes ou minérales :** amidon de maïs, arrow-root, poudre de riz.... Elles absorbent l'humidité et les mauvaises odeurs.

– **Bicarbonate de soude :** désodorisant naturel. Il freine le développement des bactéries qui sont à l'origine des mauvaises odeurs.

EXCIPIENTS : ENVIRON 30 %

Beurres, huiles végétales et cires naturelles.

CONSERVATEURS NATURELS : ENVIRON 1 %

Vitamine E ou extrait de pépins de pamplemousse.

PARFUM À BASE D'HUILES ESSENTIELLES : ENVIRON 1 %

Pour le côté antibactérien et parfumant.

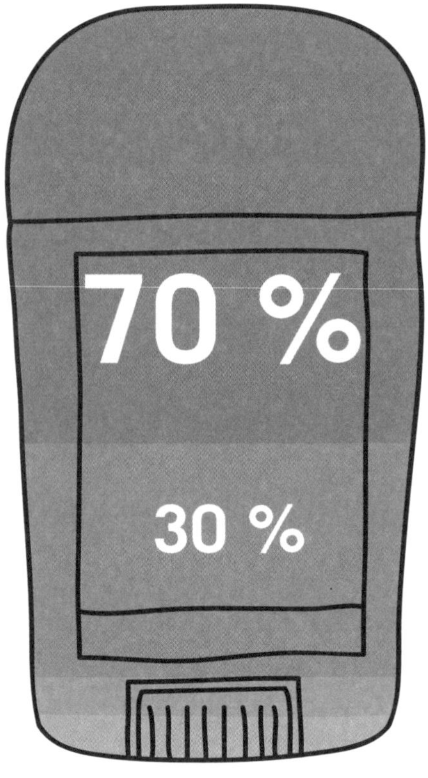

C'est quoi au juste le triclosan ?

Le triclosan est utilisé massivement depuis les années 1970 pour ses qualités de bactéricide. On le retrouve dans les déodorants, les dentifrices, les gels nettoyants pour les mains, les bains de bouche mais aussi sur les textiles, matelas, jouets… Cette surexposition crée une résistance bactérienne et favorise les allergies. Une étude de l'Inra de 2016 a montré que l'utilisation de produits cosmétiques contenant du triclosan favorisait le développement de souches de staphylocoques dorés résistantes. Mais ses effets négatifs ne s'arrêtent pas là : il est suspecté d'être un perturbateur endocrinien, d'agir sur la fonction thyroïdienne, d'engendrer des malformations congénitales ou encore des troubles du comportement chez les enfants. On peut donc s'interroger quant à sa présence dans des cosmétiques? Pourquoi vouloir désinfecter à ce point quand on connaît le risque sanitaire auquel le triclosan nous expose…

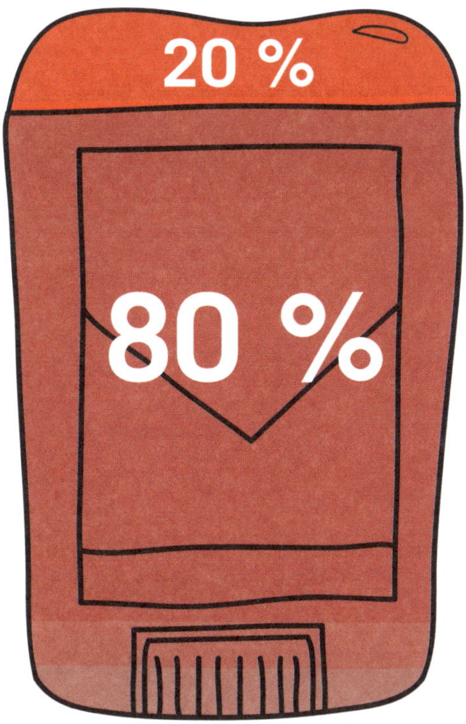

CHIMIQUE

ACTIFS : 20 %

– **Sels d'aluminium :** ce sont des antitranspirants c'est-à-dire qu'ils bouchent les glandes sudoripares (celles qui produisent la sueur). Ils ont la capacité de pénétrer la barrière cutanée et s'accumulent ensuite dans les tissus. Des études scientifiques ont montré qu'ils pourraient augmenter le risque de cancer du sein. Par précaution, l'Agence nationale de sécurité du médicament conseille de ne pas utiliser de déodorant contenant des sels d'aluminium après rasage ou en cas de lésion, et de limiter à 0,6 % leur concentration en aluminium.

– **Poudres absorbantes :** talc, perlite.

– **Bactéricides comme le triclosan :** ils permettent d'éliminer les bactéries. Le problème c'est qu'ils sont très puissants et détruisent la flore cutanée.

EXCIPIENTS : 80 %

Huiles et cires minérales issues de la pétrochimie mais aussi des silicones.

CONSERVATEURS DE SYNTHÈSE : ENVIRON 1 %

PARFUMS DE SYNTHÈSE : ENVIRON 1 %

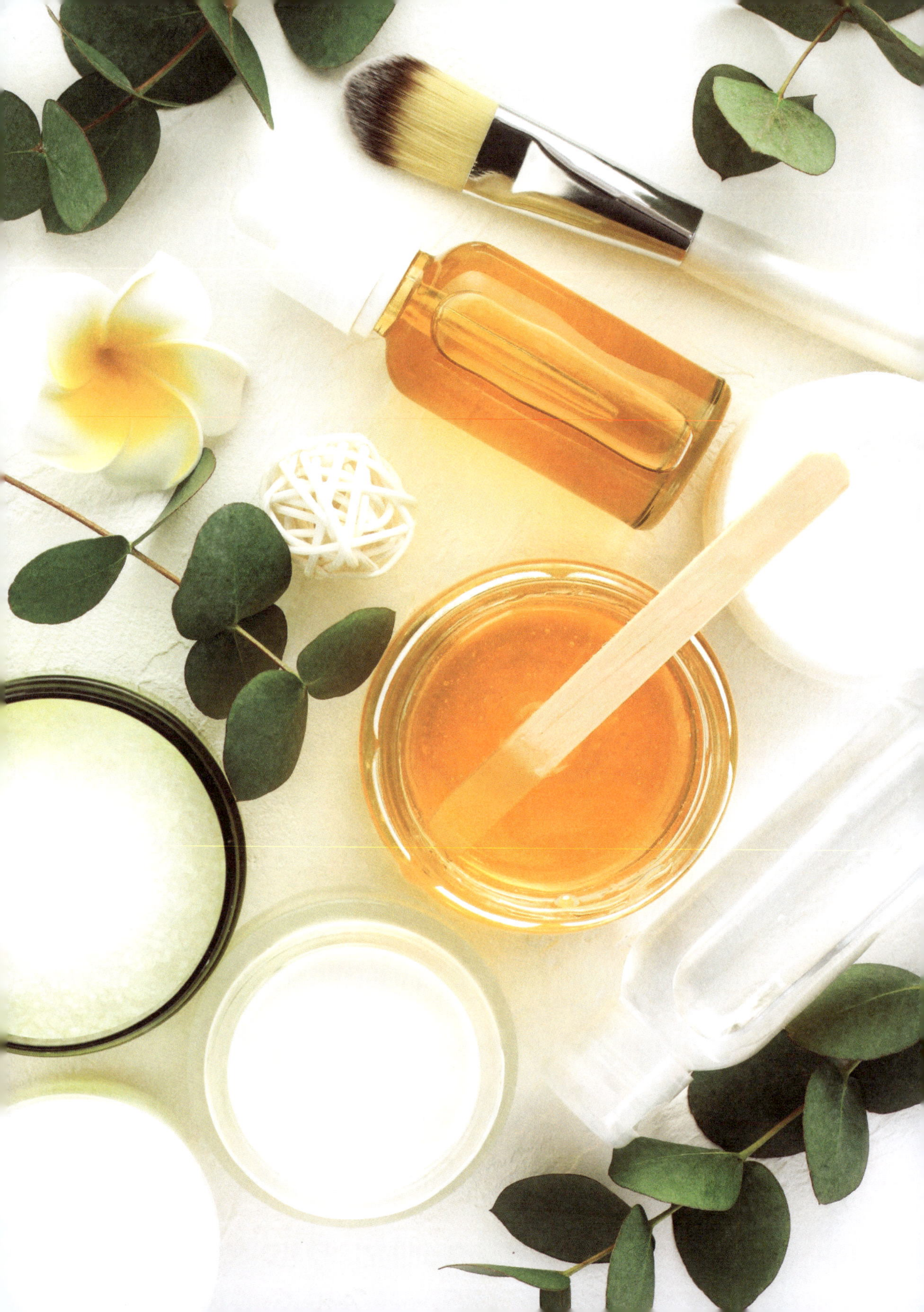

CHAPITRE 2

LE B.A.-BA DE LA COSMÉTIQUE MAISON

L'ESSENTIEL

JE M'ÉQUIPE

Avez-vous déjà essayé de faire des crêpes sans vous servir d'une poêle ? Non. En même temps, ça rendrait l'opération assez complexe... Eh bien, c'est pareil en cosmétique maison : vous devrez vous munir de quelques ustensiles pour vous lancer dans la fabrication de vos produits. Cela dit, il s'agit, pour la plupart, d'ustensiles que vous avez déjà dans vos placards et qui ne demandent qu'à être utilisés !
Les recettes de ce livre nécessitent un investissement minimum et très peu de matériel spécifique à la cosmétique. Pas besoin de balance non plus, les mesures se font à la cuillère. Si vous souhaitez plus de rigueur et un résultat identique à chaque réalisation, alors une balance de précision (à 0,1 g près) peut être utile. J'indique à la fin de l'ouvrage, pour les recettes qui le justifient, les quantités d'ingrédients en grammes.

Voici donc ce dont vous aurez besoin pour fabriquer les produits de beauté et de bien-être de ce livre :

- **Une poêle avec un fond épais**
  Pour réaliser un bain-marie
- **Des bols résistants à la chaleur, en verre ou en inox, avec un bec verseur de préférence (contenance 200 ml)**
  Pour faire fondre ou chauffer les ingrédients au bain-marie

- **Un bol en céramique, en porcelaine, en verre ou en plastique (tout sauf en métal) du type bol de cuisine**
  Pour réaliser des masques à base d'argiles ou de poudres de plantes
- **Une cuillère à café et une cuillère à soupe**
  Pour prélever les ingrédients
- **Un couteau**
  Pour prélever les pigments
- **Une cuillère en bois ou en céramique**
  Pour prélever les argiles et mélanger
- **Une petite Maryse**
  Pour ne pas en perdre une miette!
- **Un mini-fouet ou un « émulsionneur à lait »**
  Pour émulsionner la cold-cream ou fouetter vos baumes
- **Un petit entonnoir en verre ou en plastique**
  Pour transférer vos préparations dans leurs contenants sans encombre
- **Une petite passoire fine**
  Pour filtrer certains mélanges
- **Un mortier à poudres et un pilon**
  Pour écraser les pigments et fabriquer votre maquillage
- **Un batteur électrique**
  Pour faire monter votre chantilly de karité
- **Des moules en silicone ou des bacs à glaçons**
  Pour donner de jolies formes à vos cosmétiques solides
- **Un congélateur ou un freezer**
  Pour refroidir rapidement certaines préparations

COMMENT PRÉPARER UN BAIN-MARIE ?

Certaines recettes impliquent de faire fondre ou chauffer des ingrédients. Je conseille d'utiliser le bain-marie : c'est une technique douce qui préserve les qualités des composants. Évitez le four à micro-ondes ou pire, de chauffer directement vos ingrédients à la casserole. Vous risqueriez de les brûler et donc de les dénaturer.

Le bain-marie en cosmétique obéit aux mêmes règles que le bain-marie en pâtisserie pour faire fondre le chocolat. Remplissez le fond de votre poêle avec de l'eau. Il n'est pas nécessaire d'en mettre beaucoup car les contenants utilisés pour la cosmétique sont bien plus petits qu'en cuisine. Laissez l'eau monter en température pendant quelques minutes ; elle ne doit pas être bouillante pour autant. Placez le récipient résistant à la chaleur et contenant les ingrédients dans la poêle. Laissez fondre ou chauffer votre préparation sans cesser de mélanger de manière à faciliter la fonte et éviter les zones de surchauffe. Veillez également à ce que l'eau du bain-marie ne se retrouve pas dans votre préparation, surtout s'il s'agit d'un mélange huileux – cela vous obligerait à tout jeter et à recommencer. L'eau et l'huile ne se mélangent pas !

JE RESPECTE LES RÈGLES DE CONSERVATION

Les deux ennemis majeurs de vos produits cosmétiques sont :

- les micro-organismes (bactéries, moisissures et levures) : donnez-leur de l'eau et un peu de matière organique et ils se reproduiront allègrement ;
- l'air : il favorise l'oxydation, c'est-à-dire le rancissement des corps gras.

On ne peut malheureusement éradiquer ni l'un ni l'autre de notre environnement. Mais en prenant de bonnes habitudes, en adoptant les bons gestes, il est possible de les contrôler et de minimiser leur impact. Toutefois certaines recettes ne peuvent pas se conserver spontanément, il faudra leur donner un petit coup de pouce en utilisant des conservateurs naturels (lire page 75).

À noter enfin que les huiles essentielles, dont nous détaillerons les propriétés à la page 48, ne permettent pas de conserver des préparations sur le long terme. Leur activité antimicrobienne n'est pas suffisante aux concentrations auxquelles elles se retrouvent dans le produit.

JE FAIS ATTENTION AUX MICROBES

Créer soi-même ses cosmétiques, c'est fun ! Néanmoins, comme ils sont destinés à être appliqués sur la peau, ils doivent être exempts de microbes. Il convient donc de respecter certaines règles et d'adopter certains réflexes.

1 – Je me lave les mains ! Ça paraît évident et pourtant... On se lave les mains pour être propre, mais surtout ne pas contaminer une préparation ou des ingrédients. On prêtera une attention particulière aux cosmétiques et ingrédients comprenant une phase aqueuse (eau, hydrolats, gel d'aloe vera...) ; ceux-ci peuvent être sujets à un développement de bactéries et de moisissures. À l'inverse, les produits constitués

uniquement de corps gras, comme les huiles et les baumes, ne sont pas des milieux propices à la multiplication des microbes.

2 – Je désinfecte TOUT ! Vous pouvez composer votre spray désinfectant en mélangeant de l'alcool à 70 ° avec quelques gouttes d'huiles essentielles d'agrumes (lire encadré page 26). Pulvérisez ce spray désinfectant sur votre plan de travail ainsi que sur l'ensemble de vos ustensiles : bols, cuillères, fouet, spatules et tout ce qui va être en contact avec vos mélanges. Vous pouvez également choisir la méthode de stérilisation à l'eau bouillante (10 minutes dans une casserole d'eau en ébullition), mais celle-ci est plus contraignante.

3 – Je prélève mes matières premières avec un ustensile désinfecté et non avec les doigts pour éviter de contaminer le pot. J'évite tous les ustensiles en bois au profit du métal et du verre, sauf pour les argiles qui ne supportent pas le métal. Sur vos pots ou sur vos bouteilles, indiquez la date à laquelle vous les avez ouverts. Cela vous évitera d'utiliser des ingrédients périmés, car le temps passe vite…

4 – J'évite au maximum de remettre le surplus d'ingrédients dans mon pot. Quand vous vous préparez une tartine, auriez-vous l'idée de remettre dans le pot la confiture en excès ? Non. CQFD. Minimisez les contacts avec vos ingrédients afin de ne pas les contaminer.

5 – Je désinfecte mon contenant avant d'y transférer ma préparation. Pour cela, pulvérisez de l'alcool sur toutes les parties de votre contenant vide : flacon, couvercle, pompe et autres éléments. Pour désinfecter les flacons, pulvérisez le désinfectant à l'intérieur, puis retournez-le sur un torchon propre. Pour les pompes, pulvérisez l'alcool à l'intérieur de la tige puis actionnez la pompe à vide pour stériliser l'ensemble du mécanisme.

6 – J'inscris toujours la date de fabrication et la date de péremption sur mon flacon afin de respecter la durée de conservation. Au cours des semaines d'utilisation, vérifiez que le produit n'a pas changé d'aspect, de couleur ou d'odeur pour être sûr qu'il n'y a pas eu prolifération de bactéries ou de moisissures. Si c'est le cas, séparez-vous de ce produit sans état d'âme. Pour éviter ce genre de désagrément, prenez soin de ranger vos réalisations à l'abri de la lumière et de la chaleur. Il est également préférable de conserver au frais les produits contenant une phase aqueuse (crèmes, lotions, gels...).

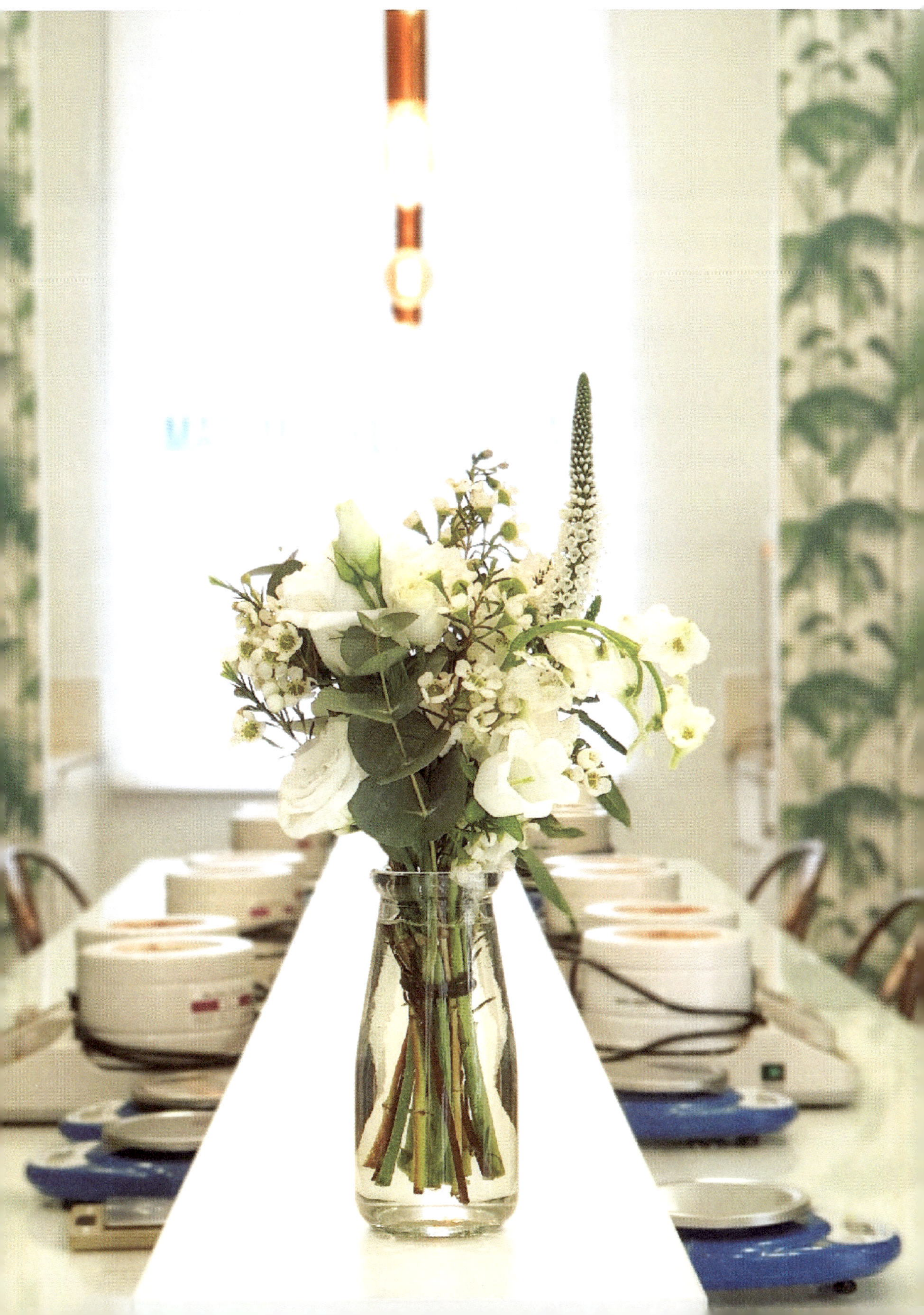

Je fabrique mon spray désinfectant en 2 minutes

Remplissez un flacon de 100 ml d'alcool à 70 °. Ajoutez-y 40 gouttes d'huiles essentielles bio pour l'odeur. J'ai l'habitude de marier le citron, le pamplemousse et la litsée citronnée pour un parfum frais et fruité. Avec ce spray qui sent bon, plus aucune excuse pour ne pas désinfecter ses ustensiles !

À noter : l'alcool à 70 ° est plus efficace que l'alcool à 90 °. Il renferme une quantité d'eau plus importante qui lui évite de s'évaporer trop rapidement. L'alcool à 70 ° pénètre plus facilement au sein des bactéries pour les dénaturer.

JE PRÉSERVE MES HUILES DE L'OXYDATION

Les huiles végétales sont composées d'acides gras qui, au contact de l'air, peuvent s'oxyder. L'oxygène de l'air s'attaque méchamment à ces lipides qui n'en demandaient pas tant et entraîne la formation de radicaux libres puis de molécules potentiellement toxiques (peroxydes).

Ce phénomène d'oxydation en cascade se fait progressivement. Il modifie l'odeur de l'huile qui devient âcre. Il peut également changer sa couleur, sa texture et son goût (l'huile devient rance), mais surtout il lui fait perdre ses principales qualités cosmétiques. Il est limité par les antioxydants contenus naturellement dans les huiles. Par exemple, la vitamine E ou le bêta-carotène freinent la dégradation des lipides. C'est pour cette raison que l'on ajoute systématiquement de la vitamine E dans les cosmétiques contenant beaucoup d'huile.

Certains facteurs extérieurs peuvent accélérer le phénomène d'oxydation, c'est le cas de la lumière, mais aussi de la chaleur, d'où l'importance des conditions de stockage qui sont essentielles à la stabilité du produit.

Toutes les huiles ne réagissent pas de la même manière à l'oxydation : certaines se conservent très bien et d'autres sont très sensibles à l'oxydation. Les huiles végétales contenant beaucoup d'acides gras insaturés sont fragiles et rancissent plus vite que celles qui sont riches en acides gras saturés comme l'huile de coco, le beurre de karité ou de cacao. Ces derniers sont solides à température ambiante ; ils résistent bien à l'oxydation et se gardent plus facilement.

Pour limiter le rancissement, bouchez bien vos bouteilles d'huiles et rangez-les au fond de vos placards, au frais, à l'abri de la lumière.

JE RESPECTE LA DURÉE DE CONSERVATION DE MES COSMÉTIQUES MAISON

- Masque visage à l'argile : 2 jours au réfrigérateur
- Crème visage avec extrait de pépins de pamplemousse : environ 1 mois
- Lotion visage avec extrait de pépins de pamplemousse : environ 1 mois
- Sérum huileux avec vitamine E : environ 6 mois
- Baume (huiles + beurres + cires) avec vitamine E : environ 6 mois
- Rouge à lèvres avec vitamine E : environ 6 mois
- Poudre minérale : illimitée

D'une manière générale, il est préférable de conserver tous vos cosmétiques et ingrédients à l'abri de la lumière et de la chaleur. Toutefois, je vous conseille de conserver au réfrigérateur les produits suivants :

- les émulsions contenant une phase aqueuse : crème visage, crème corps, lait,
- les gels,
- les masques frais : mélange d'argile ou de poudre de plantes et d'eau,
- les lotions.

En revanche, il n'est pas nécessaire de conserver au frais les produits qui contiennent uniquement une phase huileuse. Ils peuvent être gardés à température ambiante en prenant soin de ne pas les mettre en plein soleil.

Vous pouvez aussi garder au frais les ingrédients suivants :

- le gel d'aloe vera,
- les hydrolats,
- les huiles végétales sensibles à l'oxydation : rose musquée, chanvre, onagre, pépins de raisin, bourrache, lin, noix, germe de blé...
- l'huile de coco en été si vous voulez qu'elle reste solide.

JE RESPECTE LES PRÉCAUTIONS D'EMPLOI

1 – Je ne joue pas avec l'aroma ! J'évite les huiles essentielles si je suis enceinte ou allaitante, si je suis épileptique, asthmatique ou si je souffre d'une maladie hormono-dépendante. Et tout simplement si ma santé est fragile. Les huiles essentielles sont des concentrés d'actifs très puissants. Il convient de les utiliser avec précaution et de respecter les dosages. En général, la concentration conseillée en cosmétique se situe entre 0,5 et 1,5 %. Si vous fabriquez des produits pour votre bébé ou vos enfants de moins de 6 ans, abstenez-vous d'y ajouter des huiles essentielles. Comme toutes les substances odorantes, elles renferment nombre d'allergènes. Mieux vaut ne pas mettre la peau des plus jeunes au contact de ces molécules, au risque de les sensibiliser.

2 – Attention ça brûle ! Je dois me méfier des ingrédients photosensibilisants, c'est-à-dire ceux qui peuvent favoriser des brûlures à la suite d'une exposition au soleil ou aux UV : toutes les huiles essentielles d'agrumes (orange douce, pamplemousse, citron, bergamote...) mais aussi le macérât de millepertuis. À éviter donc dans les crèmes de jour, mais aussi les sticks à lèvres !

3 – Dans le pli du coude, on a dit ! Avant d'utiliser mon cosmétique maison, je n'oublie pas d'effectuer le test de tolérance cutanée en appliquant un peu de produit au niveau du pli du coude. Une fois votre produit fini, résistez à l'envie de vous l'étaler immédiatement sur tout le corps ! Patientez 48 heures pour vous assurer de l'absence d'allergies. Cela vaut pour les produits faits maison, mais aussi pour ceux achetés dans le commerce.

À noter : moins il y a d'ingrédients, moins il y a de risque de faire une réaction allergique. La bonne approche est de privilégier les listes d'ingrédients courtes et de savoir ce que l'on met sur sa peau.

4 – On garde la main légère ! Je respecte les dosages donnés dans les recettes ou indiqués sur les flacons des ingrédients. Vous êtes tenté de vider votre flacon de glycérine pour que la crème soit bien hydratante ?

Oui, mais voilà, au-delà d'une certaine concentration, l'effet s'inverse et elle devient desséchante... Idem pour les huiles essentielles, elles sont actives à faible dose, mais si vous en abusez, elles deviendront irritantes. Les conservateurs sont actifs à une concentration bien précise, il ne sert à rien de doubler la dose dans l'espoir de garder son produit plus longtemps !

5 – Ne s'improvise pas chimiste qui veut ! Je suis les recettes et j'évite de remplacer un ingrédient par un autre. En cosmétique minimaliste, chaque ingrédient peut avoir son importance. Retirez-en un, et c'est toute la formule qui peut être déstabilisée !

Chaque ingrédient a ses particularités, possède son propre dosage, ses propres contre-indications et parfois ses interactions avec d'autres substances. Si vous souhaitez adapter une formule, demandez l'avis d'un professionnel.

J'ÉVITE LES ERREURS DU DÉBUTANT

Voici un *best of* (non exhaustif !) des « bêtises » que j'observe souvent dans mes ateliers.

Oublier de désinfecter le matériel. L'hygiène c'est la base ! Pensez à toutes les petites bactéries qui pourraient se développer dans votre produit...

Remplacer un ingrédient par un autre. Avez-vous déjà essayé de faire de la pâte à crêpes avec du riz et de la sauce tomate ? Non ! C'est pareil en cosmétique, on ne joue pas avec la recette ! La plupart du temps, on peut remplacer une huile végétale par une autre ou changer d'huile essentielle ou d'hydrolat. Pour le reste, cela n'est généralement pas possible, à moins d'avoir une bonne connaissance des ingrédients, de leurs dosages et des éventuelles interactions.

Ne pas mettre la totalité des ingrédients. Chaque ingrédient peut avoir son importance, surtout si vous travaillez avec des recettes minimalistes. Si vous omettez de mettre un ingrédient, il ne faudra pas s'étonner si votre préparation fait la tête...

Utiliser son produit sans l'avoir testé avant dans le pli du coude. Vous avez le goût du risque, mais quand même, ce n'est pas parce que c'est naturel qu'on ne peut pas y être allergique !

Confondre deux ingrédients. On prend son temps... et on lit les étiquettes !

Se tromper dans les quantités. On vérifie deux fois ses pesées (si vous décidez de peser) et on note sur une feuille ce qui vient d'être ajouté à la recette.

Brûler ses matières premières. On travaille à feu doux et on contrôle son bain-marie. On évite de laisser « mijoter » trop longtemps ses ingrédients sur le feu. Les températures élevées peuvent altérer la qualité des matières premières. Une huile végétale surchauffée s'oxydera plus rapidement par exemple.

Oublier de mettre le conservateur. On l'ajoute à la fin pour être bien sûr de l'avoir mis !

Conserver ses produits trop longtemps. Faites-en sorte d'utiliser votre préparation avant la fin de la date de péremption. Personne ne mange un plat périmé ! Eh bien, c'est pareil avec les cosmétiques. On n'applique pas sur la peau des produits qui auraient tourné, ranci ou moisi.

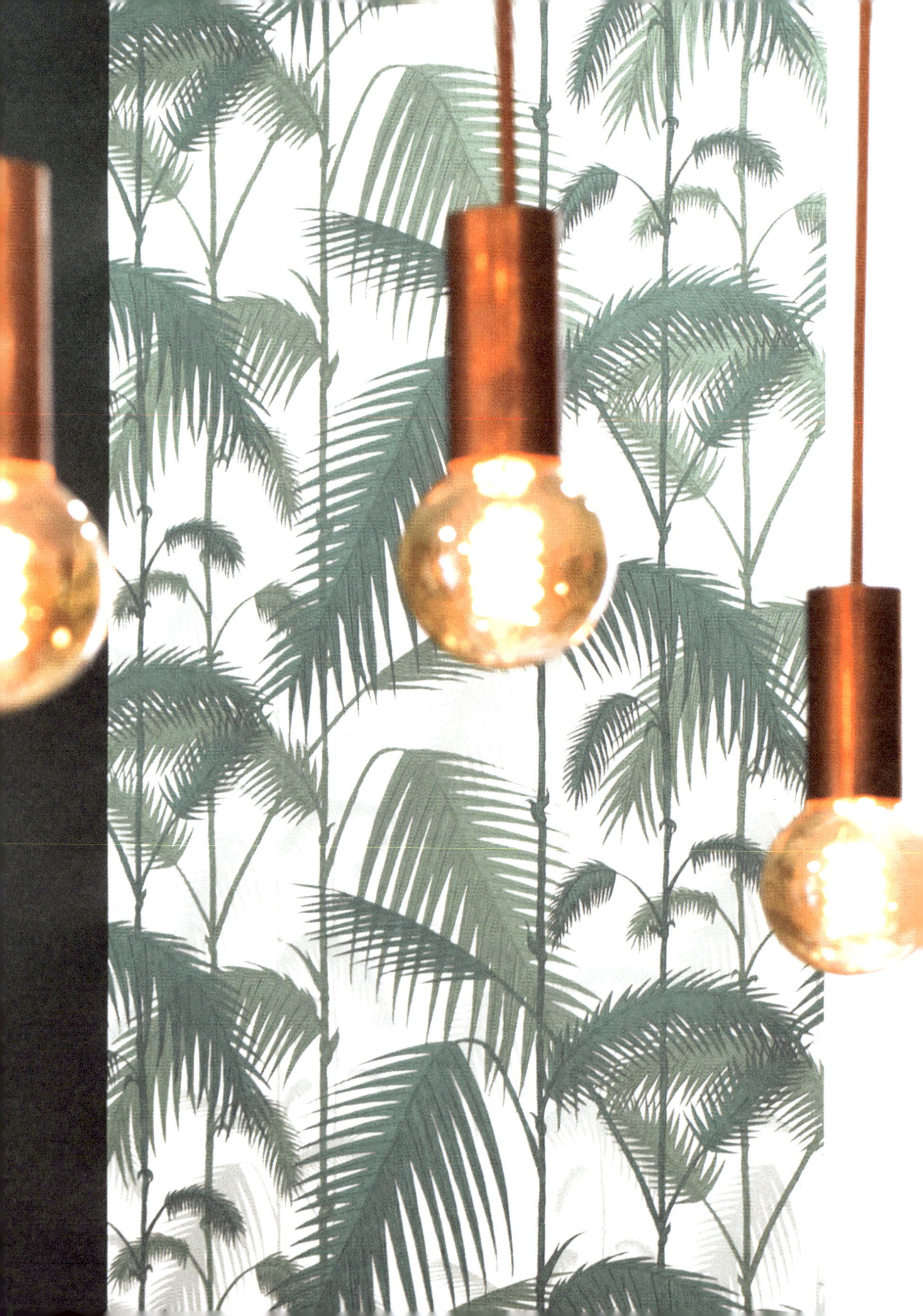

CHAPITRE 3

Y'A PLUS D'EXCUSES !

PLAN MOTIVATION

J'ai pas le temps, pourquoi s'embêter, je suis pas doué... On trouve toujours une bonne raison de ne rien changer. Si vous êtes tenté par la cosmétique minimaliste et que vous hésitez à vous lancer, voilà qui devrait vous motiver.

« POURQUOI S'EMBÊTER ? »

En effet, pourquoi fabriquer ses propres produits quand on peut les acheter tout faits ? Il y a pourtant de multiples raisons de se lancer. La première, c'est que l'on sait précisément ce que l'on met sur son corps, on connaît la composition exacte des produits que l'on applique sur sa peau ou ses cheveux. Et puis, la cosmétique maison c'est aussi :

- la possibilité de personnaliser ses formules en fonction de son type de peau et de ses goûts,
- le plus sûr moyen d'éviter certains allergènes,
- la fierté d'avoir réalisé un produit de ses mains,
- un loisir à part entière qui permet de passer du bon temps seul(e) ou avec ses proches,
- des économies financières,
- le recours à des produits et des ingrédients plus respectueux de la planète.

En résumé, la cosmétique maison, non seulement c'est bon pour soi, mais c'est bon aussi pour la planète et pour le porte-monnaie !

« J'AI PAS LE TEMPS »

Le temps on le prend ! Tout comme les plats cuisinés, réaliser soi-même ses cosmétiques prend forcément plus de temps que de les acheter tout faits. Il faut que cela reste un plaisir et non une corvée. Mais fabriquer ses propres produits, c'est faire un tri salutaire et s'interroger sur ce qui est vraiment utile pour sa peau. *In fine*, cela peut même représenter un gain de temps quand on imagine celui passé à s'étaler des produits sans grande utilité.

C'est aussi confectionner ses cosmétiques en plus grosse quantité lorsque ceux-ci se conservent facilement, ce qui est le cas notamment des mélanges de poudres ou des cosmétiques solides. Pour les autres, vous pourrez allonger leur durée de conservation en utilisant des conservateurs synthétiques comme le Cosgard. Certes, le Cosgard n'est pas naturel mais il fait partie des rares conservateurs autorisés par les cahiers des charges de la cosmétique bio. Cela vous évitera de devoir refaire votre crème visage tous les mois si vous étiez freiné par cela.

Voici le temps moyen de réalisation ainsi que la durée d'utilisation approximative de certains cosmétiques.

PRODUITS	TEMPS DE PRÉPARATION	DURÉE DE CONSERVATION
Baume corporel	20 min	3 à 6 mois
Stick à lèvres	15 min	6 mois d'utilisation
Sérum	5 min	6 mois d'utilisation
Lotion	5 min	1 à 2 mois d'utilisation
Masque visage	10 min	1 utilisation
Crème visage	30 min	1 mois d'utilisation
Poudre pour le teint	30 min	6 mois d'utilisation
Shampoing solide	30 min	2 à 3 mois d'utilisation
Savon saponifié à froid	1 h	1 an de savon

Côté organisation, bloquez une demi-journée dans votre agenda tous les trois mois pour fabriquer vos petits produits. Cela peut même être l'occasion d'une activité avec vos enfants ou entre copines.

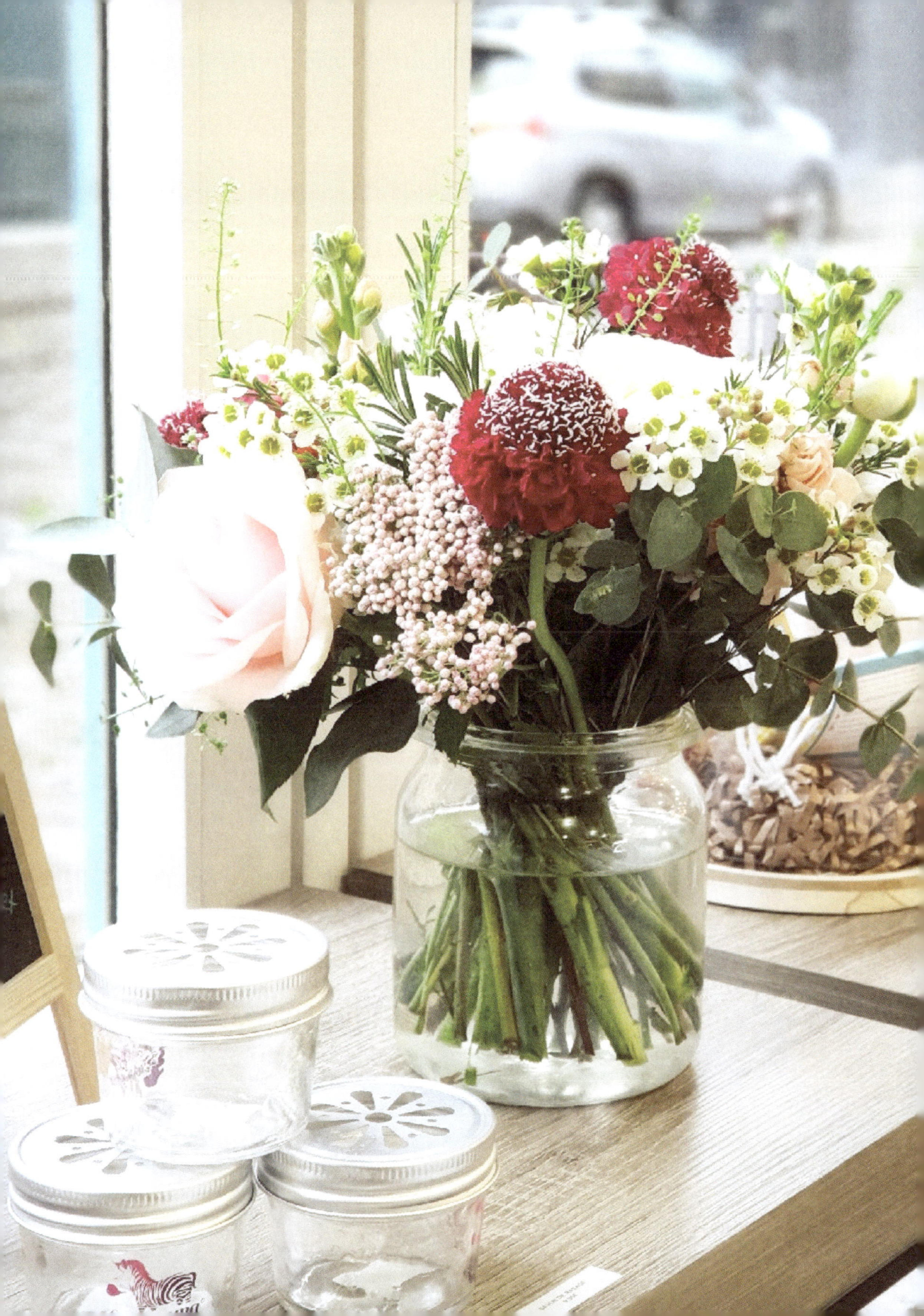

« C'EST PAS EFFICACE »

Les cosmétiques maison sont souvent beaucoup plus concentrés en actifs que ceux du commerce. Par exemple, les émulsions comme les crèmes visage contiennent majoritairement des eaux florales actives alors que celles de l'industrie « baignent » dans de l'eau neutre. Le fait de réaliser soi-même ses cosmétiques permet de doser comme on le souhaite les ingrédients. Il est possible de choisir le dosage optimal c'est-à-dire la meilleure concentration pour une action efficace. Enfin, dernier point, sachez que la chimie n'a rien inventé, la nature recèle de nombreux trésors qui ne demandent qu'à être redécouverts. Nos grands-mères le savaient déjà et leur peau leur donnait raison !

« BONJOUR L'ODEUR ! »

Les huiles essentielles offrent des parfums originaux et proches de la véritable odeur des plantes. Si ces fragrances peuvent surprendre au début, c'est en réalité une simple question d'habitude. Petit à petit, vous vous détacherez des parfums de synthèse pour apprécier pleinement ces parfums naturels. Apprenez à vous servir des huiles essentielles en les sentant régulièrement. Au fur et à mesure, vous intégrerez leur parfum et vous serez en mesure de les associer avec facilité. Les essences d'agrumes sont souvent très appréciées. Il existe des fragrances épicées, florales, fruitées, fraîches, boisées... Choisissez-les en fonction de vos préférences et de ce qu'elles vous évoquent.

« J'AI DEUX MAINS GAUCHES »

Alors ça, ce n'est vraiment pas une excuse valable. La cosmétique maison est à la portée de tous dès lors que l'on a un minimum de rigueur. Il faut juste faire attention aux dosages et ne pas oublier sa préparation sur le feu. Hormis ces deux aspects, il n'y a rien de bien compliqué et les recettes de ce livre vous le montreront. Pour démarrer, je vous conseille de commencer par réaliser des mélanges simples comme des lotions. La cosmétique solide est également un bon point de départ ; vous avez peu de chance de rater votre préparation. Dans un deuxième temps, vous pourrez passer aux émulsions et aux produits de maquillage qui nécessitent un peu plus de technique.

« ÇA COÛTE TROP CHER »

Certes, la fabrication de cosmétiques nécessite un peu de matériel et quelques ingrédients spécifiques. Cela étant, le coût de revient d'un produit reste très faible compte tenu des quantités fabriquées.

Voici le coût de revient approximatif de quelques produits (achat du contenant vide inclus) :

Stick à lèvres : 1 euro
Baume corporel : 4-5 euros
Baume déodorant : 3 euros
Liniment : 4 euros
Poudre libre pour le teint : 3 euros
Rouge à lèvres : 1,5 euro
Shampoing solide : 2 euros
Crème visage : 4 euros

Retenez également qu'un même ingrédient permet de fabriquer plusieurs recettes. N'investissez pas dans un nombre incalculable d'actifs ou de produits de base, partez de ce que vous avez puis choisissez vos recettes en fonction de cela. La cosmétique minimaliste invite à réduire sa consommation et innove en faisant beaucoup avec très peu. Si ça, ce n'est pas faire des économies !

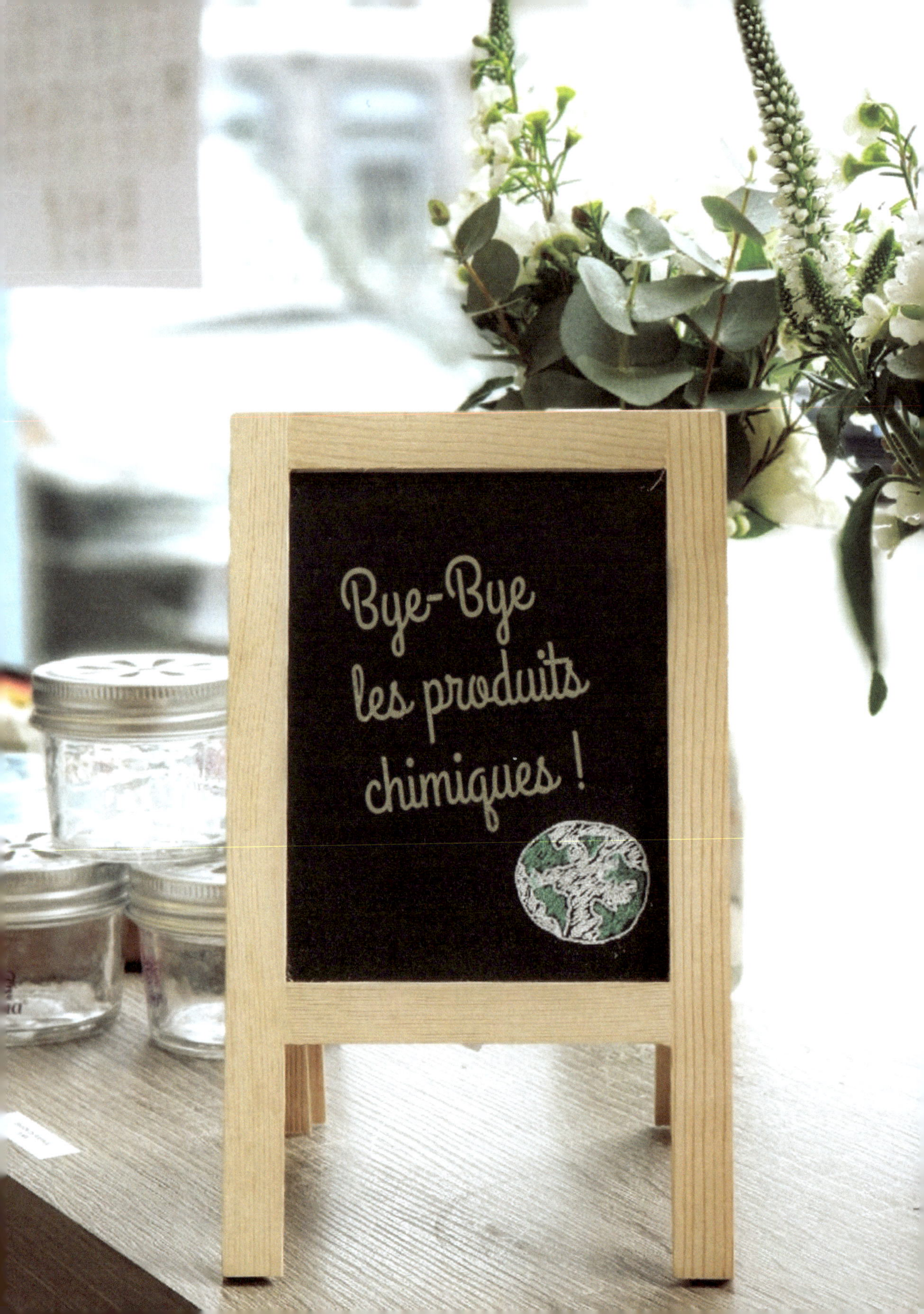
Bye-Bye
les produits
chimiques !

CHAPITRE 4

BYE-BYE LES PRODUITS CHIMIQUES !

PLAN D'ACTION

Voici les 10 étapes clés qui vous permettront de transformer votre salle de bains en mode green.

1 – JE FAIS LE TRI DANS MES PLACARDS

Vos placards sont remplis de flacons à ne plus savoir qu'en faire ? Vous avez succombé au marketing alléchant des marques de cosmétiques avant de vous rendre compte de la supercherie ? Vous conservez sagement vos rouges à lèvres et ombres à paupières depuis votre adolescence ?

Ok, il est nécessaire de commencer par un bon tri et de vous débarrasser du superflu pour y voir plus clair.

Premièrement, il va falloir vous séparer de tout ce qui est périmé, car non, un cosmétique ne se conserve pas indéfiniment. Certes la cosmétique conventionnelle, bourrée de conservateurs, offre des durées de conservation étonnamment longues mais ce n'est pas pour autant qu'il faut prendre le risque de se mettre des choses périmées sur la figure. Alors, comment savoir si mes cosmétiques sont encore utilisables ? Sur chacun d'eux vous devez rechercher l'une des deux mentions suivantes : la PAO ou la DLUO.

Si vous apercevez sur l'emballage un petit logo en forme de pot de crème ouvert. À l'intérieur de ce pot est inscrite la PAO c'est-à-dire la période après ouverture. Si vous lisez 12 M, cela signifie que vous disposez de 12 mois après l'ouverture pour consommer votre produit. Au-delà, ce dernier est considéré comme périmé. Conclusion : vous devez penser à noter sur votre produit la date à laquelle vous l'avez ouvert.

Sur d'autres produits, c'est la DLUO qui sera mentionnée c'est-à-dire la date limite d'utilisation optimale. Que votre tube soit ouvert ou non, il faudra vous fier à cette inscription pour savoir si le produit qu'il contient peut encore être utilisé ou non.

Dans d'autres cas encore, vous trouverez la mention « à utiliser de préférence avant » suivie d'une date. Cette date correspond là aussi à la DLUO. Si la date est passée, cela ne veut pas dire que le produit n'est plus bon à consommer mais qu'il sera peut-être moins efficace ou moins agréable à utiliser.

D'une manière générale, il faudra vous séparer de votre produit si celui-ci présente un aspect douteux ou si son odeur laisse à désirer…

Deuxièmement, vous allez identifier et mettre de côté tous les produits encore valables mais dont vous ne vous servez pas ! Comme pour votre garde-robe, si cela fait plusieurs mois que vous ne vous êtes pas servi d'un produit c'est que vous n'en avez pas besoin… Cela vous brisera peut être le cœur mais il faudra rester pragmatique et se rendre à l'évidence : non vous n'avez pas besoin de 20 vernis à ongles ni encore moins d'une ombre à paupières rose fluo que vous avez portée une fois lors d'une soirée déguisée sans parler de la crème senteur barbe à papa que l'on vous a offerte en pensant bien faire !

Une fois le tri effectué, placez tous ces produits dans une boîte puis trouvez une solution pour leur donner une seconde vie. S'ils sont encore bons et non entamés, vous pouvez par exemple les donner à des associations. Vous pouvez aussi les troquer contre d'autres objets plus utiles ou alors les revendre sur des sites comme Vinted ou Le Bon Coin. Dans tous les cas ne les jetez pas car ça serait du gaspillage et ce serait dommage car ces produits pourraient faire plaisir à quelqu'un.

2 – JE LIS LES ÉTIQUETTES ET J'AGIS EN CONNAISSANCE DE CAUSE

C'est le moment de vous interroger sur ce que vous mettez vraiment sur votre peau et de décider si oui ou non vous acceptez de vous tartiner des dérivés de pétrole ou des conservateurs douteux au quotidien... On vous l'accorde, la mission n'est pas simple car les formules sont à rallonge et le langage réglementaire incompréhensible. Certes, vous ne maîtriserez pas les noms latins ou chimiques de tous les ingrédients du monde mais il faut bien commencer par quelque chose. Alors pour vous aider, voici une liste des substances qu'il vaut mieux éviter.

- **Butylphenyl methylpropional**
  Substance parfumante jugée non sûre en cosmétique et probablement toxique pour la reproduction.
- Huiles minérales telles que **Paraffinum liquidum, Petrolatum, Synthetic wax, Microcrystalline wax**, **Cera Microcristallina**
  Dérivés pétrochimiques polluants, occlusifs sans intérêt pour la peau et suspectés de s'accumuler dans le foie.
- Silicones tels que **dimethicone, cetyl dimethicone, cyclotetrasiloxane**
  Composés de synthèse occlusifs, très peu biodégradables et polluants de l'environnement.
- **Sodium laureth sulfate, sodium lauryl sulfate, ammonium lauryl sulfate**
  Tensioactifs (agents lavants) particulièrement irritants.
- **Phénoxyéthanol**
  Conservateur jugé toxique pour le foie et le sang.
- **Parabènes**
  Conservateurs présents dans de nombreux produits et suspectés d'être des perturbateurs endocriniens.
- Sels d'aluminium tels que **aluminium bromohydrate, aluminium chloride, aluminium stearate...**
  Composés antitranspirants irritants et pouvant être impliqués dans la survenue de certains cancers comme celui du sein.
- **Triclosan**
  Antibactérien synthétique présent notamment dans les dentifrices et suspecté d'être un perturbateur endocrinien.
- **Nanoparticules** (repérez le terme « nano » avant ou après le nom d'un ingrédient)
  Toutes petites molécules pouvant pénétrer au cœur de nos cellules et s'accumuler sans que nous puissions les éliminer.

Cette liste n'est pas exhaustive mais elle regroupe les ingrédients problématiques les plus fréquents. Méfiez-vous des applications qui scannent les étiquettes et notent les produits car elles peuvent être très subjectives (lire encadré).

Que faut-il penser des applis qui scannent les cosmétiques ?

Les applications pour smartphone comme CLEAN beauty, Yuka, etc. attribuent des notes aux cosmétiques en fonction de ce qu'elles jugent dangereux ou pas. Par exemple, les huiles essentielles sont pénalisées car elles contiennent à peu près toutes des allergènes. Ainsi, parce qu'il renferme une huile essentielle, un cosmétique bio correctement formulé peut avoir une plus mauvaise note qu'un produit nettement moins sain mais sans allergènes. Par ailleurs, les applis ne font pas de distinction selon l'origine des ingrédients. Par exemple, l'alcool et la glycérine peuvent être d'origine végétale et bio mais également d'origine synthétique. En bref, ces applications gérées par des algorithmes ne nuancent pas leur analyse comme pourrait le faire un être humain. Cela pose un problème d'interprétation des données d'autant plus critiquable qu'il y a une note à la fin. Les applications sont intéressantes pour repérer les composants nocifs mais ne sont pas capables d'analyser une formule dans sa globalité ni même juger si elle est efficace ou pas.

3 – J'ARRÊTE D'ACCUMULER TOUT UN TAS D'ÉCHANTILLONS OU DE MINIATURES

Je dis stop aux produits que l'on m'offre et qui ne me correspondent pas. Vous pouvez sensibiliser votre entourage à votre démarche et leur montrer le chemin. Ne soyez pas timide, vous pourriez bien devenir un exemple pour les autres...

4 – J'ARRÊTE DE ME DÉCAPER LA PEAU

Nous vivons dans une société qui aime l'ultrapropre et se complaît dans les puissants effluves de parfums synthétiques. Les microbes invisibles sont craints comme la peste alors que la flore bactérienne cutanée est une barrière indispensable mais fragile. Je ne vous demande pas de ne plus vous laver mais seulement de respecter votre peau. Arrêtons de nous décaper et offrons un peu de répit à notre épiderme. Vous n'en retirerez que bénéfices !

Nombreuses sont les personnes ayant la peau sèche qui continuent à « s'user » la peau avec des produits agressifs. Notre barrière cutanée, bien que résistante naturellement, finit par se fragiliser, s'irriter et voilà que ça pique et que ça gratte. Supprimez les gels douche et autres produits nettoyants et vous aurez fait une bonne partie du travail. Comprenez qu'il est inutile de se tartiner quotidiennement de crème si un nettoyage inapproprié sape tous vos efforts.

Même cercle vicieux si vous avez une peau grasse à imperfections. Continuez de détériorer votre film hydrolipidique avec des gels purifiants et des lotions pleines d'alcool et celui-ci produira encore plus de sébum, donc potentiellement plus de boutons. Vous n'aurez plus qu'à vous nettoyer à nouveau en profondeur...

Cela vaut également pour les bébés et les enfants. Quel intérêt de les tremper quotidiennement dans un bain alors qu'un petit nettoyage rapide avec un hydrolat pourrait suffire ?

Tenez-vous-en à une douche rapide par jour (au maximum) et tiède de préférence. Réservez l'utilisation de nettoyants aux zones les plus sales comme les pieds ou les aisselles. Pour le reste du corps, rincez simplement à l'eau. La sueur, la pollution et la poussière sont de toute façon solubles dans l'eau, elles partiront au premier jet sans avoir besoin de savon pour les solubiliser.

Finalement, en utilisant du nettoyant, c'est surtout votre film protecteur lipidique que vous perdrez. On se « dégraisse » avec des détergents puis finalement on est obligé de nourrir et réhydrater la peau avec des crèmes. Cherchez l'erreur...

5 – JE M'INTERROGE SUR MON TYPE DE PEAU ET J'ADOPTE UNE ROUTINE ADAPTÉE

Pour connaître votre type de peau, je vous invite à faire le test de la page 76. Pourquoi est-ce important ? Parce qu'il est nécessaire de trouver un bon équilibre et surtout d'en comprendre les véritables besoins. La peau n'est pas une simple enveloppe mais un organe à part entière avec son propre fonctionnement. Faites-lui confiance, elle a la capacité de s'autoentretenir.

Comment prendre soin de sa peau ?

• Nettoyer mais pas trop

Ça, c'est un peu la base. Une peau nettoyée est une peau plus fraîche, qui paraît plus jeune. Cela dit, vous l'aurez compris, il est essentiel d'utiliser des produits les plus doux possible. Si vous vous maquillez, il est nécessaire de débarrasser votre peau de ce maquillage en fin de journée. Les produits maquillants sont parfois très occlusifs, étouffent la peau et perturbent son fonctionnement.

• Protéger

Quasiment dépourvue de poils, la peau humaine est plus vulnérable que celle des animaux. Il faudra donc la protéger des agressions extérieures comme le froid, le vent, la pollution, les frottements mais aussi les produits chimiques et le soleil. Veillez donc à l'isoler au maximum de ces agresseurs pour ne pas l'altérer. Le film hydrolipidique est le meilleur rempart contre tout cela, il faut donc le respecter !

• Nourrir et hydrater

La peau a besoin essentiellement d'eau et de gras, il faut donc l'hydrater et la nourrir. L'eau des cosmétiques ne peut pas traverser la barrière cutanée, ça se joue donc à l'intérieur. Il faut boire régulièrement et suffisamment. Vous pouvez agrémenter votre eau de boisson avec des hydrolats comme ceux de menthe, de géranium ou de rose. Ils offrent des goûts originaux et vous donneront l'envie de boire. Vous pouvez aussi faire infuser des fruits comme la fraise ou du concombre pour une note de fraîcheur. Pour nourrir votre peau, là aussi, tout se passe en grande partie à l'intérieur par l'intermédiaire de l'alimentation. Les bonnes graisses sont à privilégier, notamment celles qui contiennent des oméga-3 et des oméga-9. Une crème riche en huiles végétales laissera un film protecteur qui préviendra la déshydratation. Elle améliorera le toucher grâce à son côté émollient (assouplissant) et véhiculera des actifs comme les huiles essentielles.

• Stimuler

La peau n'a pas attendu les grandes marques de cosmétiques pour prendre soin d'elle. De nature indépendante, elle a développé sa propre routine de soin, gardez donc en tête que les cosmétiques sont un plus. De temps en temps, pratiquez un « jeûne » cosmétique en limitant au maximum les produits que vous appliquez sur votre peau. Cela lui permettra de se rééquilibrer et de réactiver ses processus internes de soin. Vous pouvez pratiquer ce « jeûne » pendant un ou deux jours, le week-end par exemple, ou un peu plus longtemps pendant vos vacances. Vous pouvez également gommer votre peau avec délicatesse pour éliminer les peaux mortes et l'aider à se renouveler. Les massages sont aussi bénéfiques pour activer la microcirculation et stimuler son métabolisme.

6 – J'INVESTIS DANS CINQ INGRÉDIENTS MULTIFONCTIONS

Ces cinq ingrédients peuvent être utilisés seuls ou associés à d'autres dans des recettes de cosmétiques maison.

- Une huile sèche comme l'huile de chanvre, de noisette, de jojoba, de macadamia
- Du gel d'aloe vera ou du gel de lin
- Un hydrolat adapté à ma peau
- Une argile adaptée à ma peau
- Du beurre de karité

Avec seulement ces cinq ingrédients, vous avez tout le nécessaire pour tonifier, purifier, hydrater et nourrir votre peau. Parfois il suffit de peu et souvenez-vous que le mieux est l'ennemi du bien.

7 – JE CHANGE MA ROUTINE DÉMAQUILLAGE

C'est vraiment le plus simple à mettre en place ! Oubliez les eaux micellaires faussement douces et remplacez-les par une huile végétale. Les corps gras solubilisent à merveille les pigments du maquillage pour les ôter en douceur. Elles vous feront économiser de nombreux flacons d'eaux micellaires car elles sont beaucoup plus concentrées. En plus, vous réduisez vos déchets ménagers par la même occasion !

Choisissez des huiles sèches qui ne laisseront pas de film gras comme le chanvre, la noisette, le jojoba ou le macadamia. Appliquez l'huile aux doigts en insistant sur les yeux s'il y a du mascara, cela vous permettra de faire un petit massage facial au passage. Enlevez l'excédent avec des carrés démaquillants lavables puis tonifiez votre peau avec un hydrolat.

8 – JE PASSE AUX SAVONS DURS

Longtemps tombés aux oubliettes, les savons solides reviennent en force pour le plus grand plaisir de notre épiderme. Choisissez-les saponifiés à froid, les huiles ayant servi à leur fabrication ne sont pas surchauffées, ce qui maintient leurs propriétés.

Naturellement riches en glycérine hydratante, ils sont doux pour la peau. La liste des ingrédients qui entrent dans leur composition est forcément courte, ce qui limite le risque d'allergies. De plus, ils sont surgras, cela veut dire qu'ils sont enrichis en huiles végétales adoucissantes. Ils sont totalement biodégradables et sans impact sur l'environnement (eh oui, il faut aussi penser à ce que l'on rejette dans l'eau quand on se lave...).

Il existe de nombreux artisans savonniers, vous en avez forcément un près de chez vous. Vous pouvez trouver ces savons en vrac pour limiter au maximum les déchets. Adieu les bouteilles de gels douche qui s'amoncellent sur le rebord de la baignoire... Et ne vous méprenez pas, ces savons-là n'ont rien à voir avec les pains de savon industriels que l'on a longtemps trouvés (et que l'on trouve encore...) dans le commerce.

Pour fabriquer un savon à froid, il faut mélanger un corps gras à de la soude caustique. Par une réaction chimique dite de saponification, on obtient du savon et de la glycérine. La glycérine est intéressante car c'est un agent humectant, c'est-à-dire qu'elle retient l'eau de la peau et de l'air ambiant pour maintenir une hydratation de surface. Elle vient contrebalancer l'effet desséchant du savon.

SAVONS SAPONIFIÉS À FROID	SAVONS INDUSTRIELS
Huiles végétales, beurres, cires	Huile de palme, graisses animales, etc.
Méthode à froid donc les propriétés des huiles sont conservées	Corps gras surchauffés
Glycérine conservée	Dépourvus de glycérine
Savons très très doux (visage, corps, cheveux)	Savons irritants asséchants

9 – J'ADOPTE DES SOLUTIONS LAVABLES ET RÉUTILISABLES

Je remplace mes cotons jetables par des carrés démaquillants lavables. Qu'ils soient en tissus de coton, de bambou ou encore d'eucalyptus, vous trouverez forcément votre bonheur. Ces carrés de tissus durent plusieurs années et sont plus efficaces qu'un vulgaire coton jetable qui s'effiloche au premier passage. Vous pouvez les laver à la main ou les ajouter à vos machines hebdomadaires. Si vous avez l'âme d'une couturière, vous pouvez même les fabriquer vous-même. Oubliez les cotons-tiges jetables qui font partie des déchets que l'on retrouve le plus fréquemment sur nos plages.

Préférez les cure-oreilles écologiques en bambou ou en métal. Ils sont réutilisables à vie et à la différence des cotons-tiges classiques, ils évitent la formation de bouchons.

Côté protections périodiques, deux solutions écologiques s'offrent à vous : la cup menstruelle et les serviettes lavables. Quoi qu'il en soit, cela vous évitera de générer des déchets et détrompez-vous, c'est beaucoup plus simple d'utilisation qu'il n'y paraît. Vous pouvez aussi passer aux brosses à dents en bambou compostables ou alors à têtes rechargeables. Pourquoi jeter une brosse à dents en plastique tous les trois mois quand il existe des alternatives écologiques ? Cela marche aussi pour les rasoirs : bye-bye le plastique et bonjour le rasoir durable à lames rechargeables.

10 – FINALEMENT, JE NE GARDE QUE LE NÉCESSAIRE

Une fois que vous aurez fait le tri dans vos produits, compris ce dont votre peau a vraiment besoin, changé quelques habitudes et appris à vous servir du naturel, il ne vous reste plus qu'à garder l'essentiel ! Voici la liste des cosmétiques d'une salle de bains minimaliste :

- Un savon visage et corps
- Une huile sèche pour le démaquillage + une huile pour le corps + un contour des yeux
- Une huile grasse ou un beurre pour les zones rugueuses, les lèvres ou pour faire des bains d'huile capillaires
- Un hydrolat en lotion tonique et pour le démaquillage
- Un dentifrice
- Un déodorant
- Un shampoing
- Un après-shampoing ou du gel d'aloe vera pour démêler les cheveux longs
- Une crème visage faite maison de préférence (vous pourrez aussi l'appliquer sur le corps pour son côté hydratant)
- Éventuellement quelques produits de maquillage : un anticernes en poudre, une poudre minérale pour le teint, un blush pour le côté bonne mine, un mascara pour des yeux de biche et un rouge à lèvres pour le pep's !

Bien évidemment, n'oubliez pas de vous faire plaisir de temps en temps car c'est aussi ça la cosmétique. Permettez-vous quelques écarts sans culpabiliser car il n'y a rien de grave. Restez centré sur le positif et tout le travail accompli. Gardez en tête que la perfection n'existe pas !

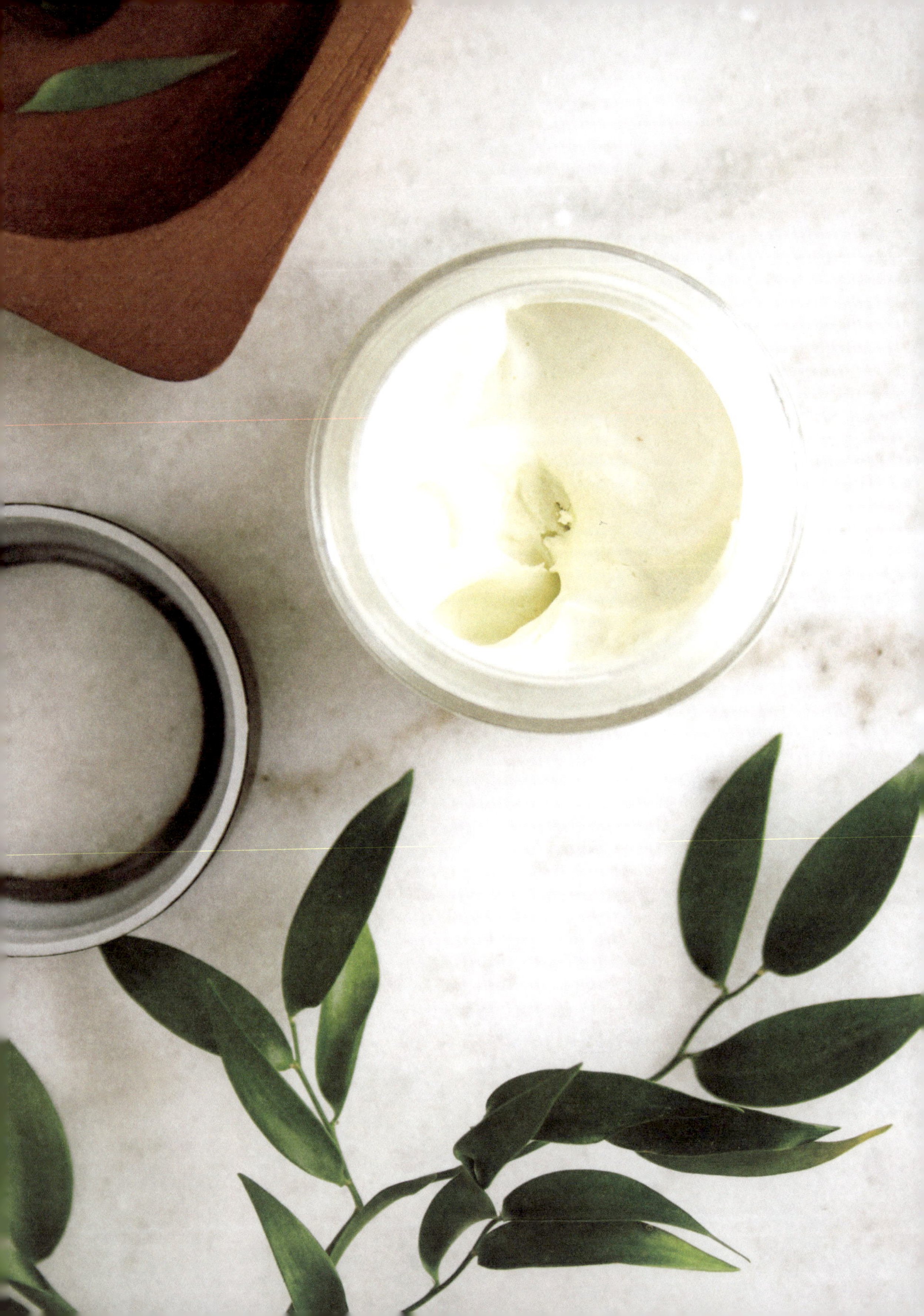

CHAPITRE 5

LA CRÈME DE LA CRÈME !

LES INGRÉDIENTS SUPERSTARS DE LA COSMÉTIQUE MINIMALISTE

Voici une sélection d'ingrédients qui vous permettra de réaliser un maximum de recettes. Rien ne sert donc d'investir dans une foultitude de matières premières. Vous risqueriez de vous y perdre, de provoquer des interactions délétères et tout simplement de gaspiller des ingrédients qui sont périssables. Il faut savoir qu'un même ingrédient peut remplir plusieurs fonctions et donc entrer dans la composition de plusieurs recettes. Un peu comme en cuisine où la farine n'est pas uniquement dédiée à la réalisation de crêpes... Une formule courte, c'est aussi l'assurance de confectionner un produit plus économique et de minimiser les risques d'allergies.

1 – LES HUILES ESSENTIELLES (au choix selon le type de peau)

Ceci n'est pas un scoop : les huiles essentielles possèdent des propriétés très intéressantes pour la peau. Dans vos préparations cosmétiques, elles serviront à la fois d'actifs puissants, mais aussi de parfum naturel. La cosmétique maison est avant tout un plaisir, choisissez vos huiles essentielles en fonction de leurs propriétés intrinsèques mais aussi des odeurs qui vous plaisent (lire page 54) !

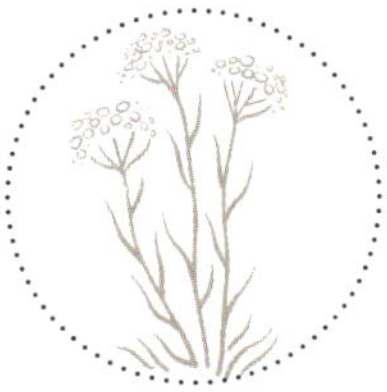

HÉLICHRYSE ITALIENNE

Helichrysum italicum ou immortelle

LA PRÉCIEUSE

ORIGINE	France (Corse), Italie
INDICATION	peau
TYPES DE PEAU	peau mature, peau à rougeurs, couperose
PROPRIÉTÉS	cicatrisante, active la circulation, régénérante, anti-âge
POUR QUELS PRODUITS	crème visage peaux matures, huile antivergetures, lotion antirougeurs, gel jambes légères, pommade cicatrisante

Astuce : *1 goutte d'huile essentielle d'hélichryse italienne dans du gel d'aloe vera ou du gel de lin pour diminuer les cicatrices d'acné.*

CAMOMILLE ROMAINE

Chamaemelum nobile ou camomille noble

LA S.O.S.

ORIGINE	France
INDICATIONS	peau, cheveux
TYPES DE PEAU	sensible, réactive et/ou irritée
PROPRIÉTÉS	apaisante, antiallergique, anti-inflammatoire

POUR QUELS PRODUITS	crème visage peau sensible, pommade apaisante antidémangeaisons, gel après-soleil, baume à lèvres apaisant

Astuce : 5 gouttes dans son pot de crème visage pour apaiser les démangeaisons.

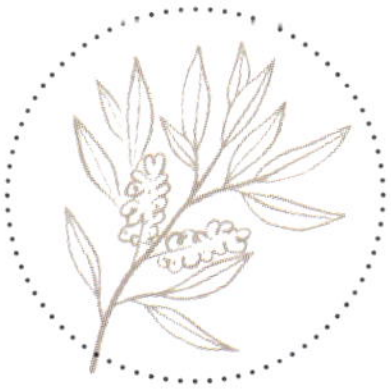

ARBRE À THÉ OU TEA TREE

Melaleuca alternifolia

L'ANTISPOT

ORIGINE	Australie
INDICATIONS	peau, cheveux, dents
TYPES DE PEAU	peau mixte à grasse et peau à imperfections
PROPRIÉTÉS	antibactérien, antifongique, purifiant
POUR QUELS PRODUITS	gel visage, masque purifiant visage, roll-on antispot, sérum peau nette, shampoing purifiant

Astuce : 2 gouttes d'huile essentielle d'arbre à thé dans un bol d'eau chaude pour réaliser un sauna facial purifiant.

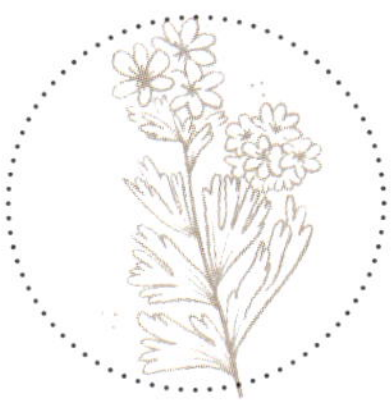

GÉRANIUM ROSAT

Pelargonium x asperum

LE FLOWER POWER

ORIGINE	Égypte
INDICATION	peau
TYPES DE PEAU	tous
PROPRIÉTÉS	tonique cutané, astringent, hémostatique (interrompt les saignements), antibactérien, cicatrisant, réparateur
POUR QUELS PRODUITS	masque purifiant visage, lotion tonique, gel après-rasage, crème visage « éclat », gelée nettoyante

Astuce : 1 goutte d'huile essentielle de géranium dans un masque à l'argile pour purifier et resserrer les pores.

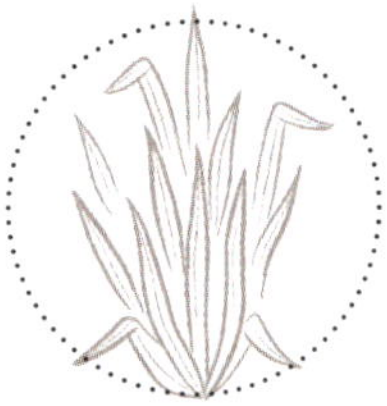

PALMAROSA

Cymbopogon martinii

LA MADAME PROPRE

ORIGINE	Italie, Argentine, États-Unis
INDICATIONS	peau, cheveux
TYPES DE PEAU	peau à imperfections, peau mature
PROPRIÉTÉS	antibactérienne, antifongique, régule la transpiration, tonique cutané
POUR QUELS PRODUITS	déodorant antitranspirant, gel nettoyant assainissant pour le visage, gel assainissant pour les pieds, crème anti-âge

Astuce : *1 goutte dans un peu de gel d'aloe vera ou de gel de lin en déodorant. À utiliser en dépannage et non au quotidien, la concentration en huile essentielle étant importante.*

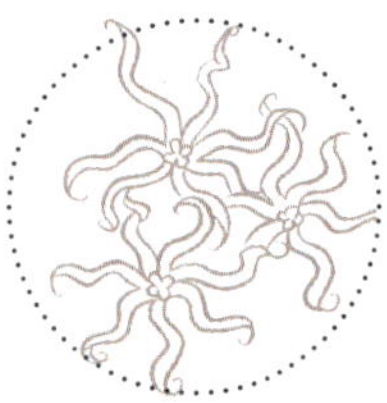

YLANG-YLANG

Cananga odorata

LA VAHINÉ

ORIGINE	Madagascar
INDICATIONS	peau, cheveux
TYPES DE CHEVEUX ET DE PEAU	cheveux fragiles, cheveux fins manquant de volume, cheveux ternes, peau terne
PROPRIÉTÉS	tonique capillaire et cutané, parfumant
POUR QUELS PRODUITS	shampoing redynamisant, parfum solide, huile de massage aphrodisiaque, lotion capillaire antichute, déodorant

Astuce : *1 goutte d'ylang-ylang dans du shampoing neutre ou dans une base de masque neutre pour favoriser la pousse et la brillance des cheveux.*

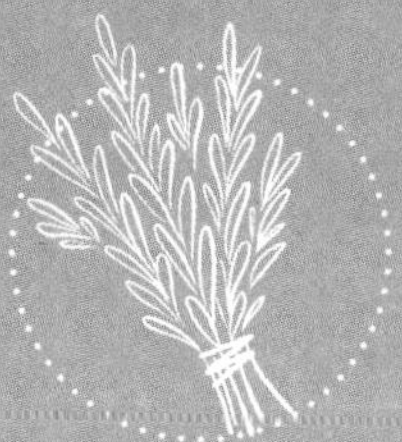

ROMARIN À VERBÉNONE

Rosmarinus officinalis (chémotype à verbénone)

LA « PEAUNETTE »

ORIGINE	Corse
INDICATIONS	peau, cheveux
TYPES DE PEAU	peau grasse et à imperfections, peau mature, peau atopique
PROPRIÉTÉS	purifiant, tonique cutané, antirides, cicatrisant et régénérant cutané, tonique capillaire
POUR QUELS PRODUITS	déodorant pour hommes, gel purifiant peau nette, sérum anti-âge, lotion capillaire antichute

Astuce : *1 goutte de romarin à verbénone dans une huile sèche (de noisette par exemple) en massage sur les vergetures pour les atténuer.*

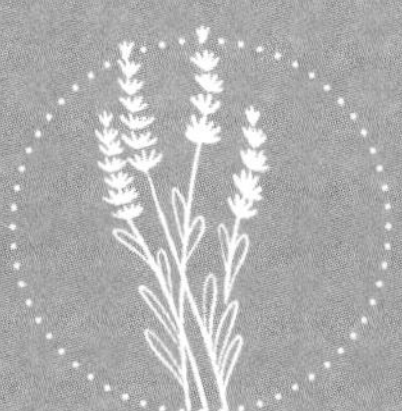

LAVANDE FINE

Lavandula angustifolia ou lavande vraie

LE COUTEAU SUISSE

ORIGINE	France
INDICATIONS	peau, cheveux
TYPES DE PEAU	peau à imperfections, peau irritée, peau normale
PROPRIÉTÉS	cicatrisante, apaisante, purifiante, réparatrice
POUR QUELS PRODUITS	gel nettoyant visage, huile après-soleil pour le corps, crème visage pour tous les types de peaux, gel après-rasage, huile de massage relaxante, shampoing antipoux

Astuce : *1 goutte d'huile essentielle de lavande fine dans une noisette de gel d'aloe vera pour apaiser un coup de soleil ou le feu du rasage.*

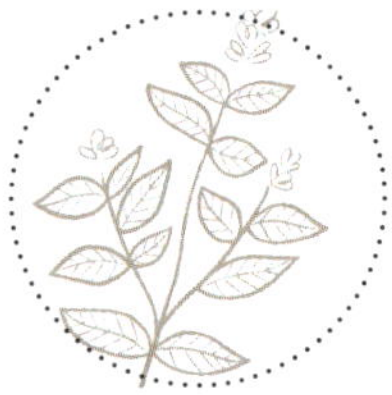

MENTHE POIVRÉE

Mentha piperita

L'EVEREST

ORIGINE	diverses
INDICATIONS	peau, cheveux, dents
PROPRIÉTÉS	antibactérienne, antifongique, régule la transpiration, tonique cutané
POUR QUELS PRODUITS	antibactérienne, calmante, rafraîchissante, raffermissante, « repulpante »

Astuce : *1 goutte dans du gel d'aloe vera ou du gel de lin pour un gel fraîcheur jambes légères.*

PRÉCAUTION : l'utilisation de cette huile essentielle est formellement interdite chez les femmes enceintes et allaitantes ainsi que chez les enfants de moins de 6 ans et les personnes épileptiques. Pas d'utilisation prolongée sans avis médical.

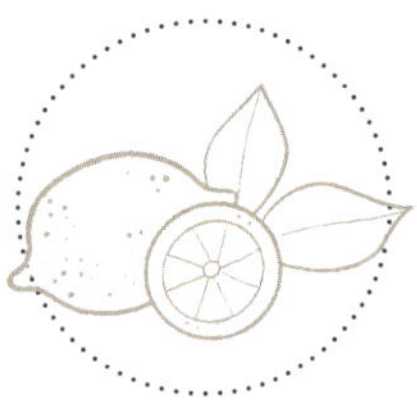

CITRON

Citrus limonum

LA TOUT SOURIRE

ORIGINE	Italie, Argentine, États-Unis
INDICATIONS	peau, cheveux, dents
TYPES DE PEAU	peau à imperfections, peau mature
PROPRIÉTÉS	antibactérienne, antiseptique, active la circulation
POUR QUELS PRODUITS	déodorant, dentifrice blancheur, gel nettoyant fraîcheur, huile de massage drainante, huile fortifiante pour les ongles

Astuce : *1 goutte d'huile essentielle de citron sur la brosse à dents avec le dentifrice, une fois par semaine pour blanchir les dents.*

PRÉCAUTION : cette huile essentielle est photosensibilisante, ne pas appliquer avant une exposition au soleil.

PRÉCAUTIONS D'EMPLOI DES HUILES ESSENTIELLES

Toutes les huiles essentielles ne peuvent pas être utilisées sur la peau. Certaines entraînent des brûlures et peuvent être très irritantes. Évitez par exemple la cannelle, la litsée citronnée, le giroflier ou encore l'origan. De manière générale, il est conseillé de diluer les huiles essentielles avant de les utiliser sur la peau pour éviter toute réaction cutanée. Évitez également de les appliquer sur les muqueuses ainsi que dans les yeux et les oreilles.

- Les huiles essentielles d'agrumes sont photosensibilisantes, il faut donc éviter de s'exposer au soleil dans les 6 heures qui suivent l'application.
- Par précaution, toutes les huiles essentielles décrites ci-dessus sont déconseillées aux femmes enceintes et allaitantes, aux personnes fragiles ainsi qu'aux enfants de moins de 6 ans.

Quelles concentrations ?

- Visage : 0,5 % pour les crèmes, lotions et autres produits du quotidien.
  1 % pour une action plus ciblée.
- Corps : 1 à 2 %
- Cheveux : 1 à 2 %

À savoir : 1 g d'huile essentielle, c'est une vingtaine de gouttes (cela peut varier en fonction des compte-gouttes et des marques)

Quelques repères pour bien doser

- Pour un pot de 50 g de crème visage : 5 gouttes
- Pour un flacon de 30 ml de sérum visage : 7 gouttes
- Pour 100 ml de lait pour le corps : 40 gouttes
- Pour 200 ml de shampoing : 80 gouttes
- Dans un masque pour le visage à l'argile : 1 goutte

COMMENT SOLUBILISER LES HUILES ESSENTIELLES ?

Les huiles essentielles sont insolubles dans l'eau, elles ne se mélangeront donc pas dans vos produits aqueux (ceux qui contiennent une base d'eau ou d'hydrolat) et resteront à la surface de vos lotions. Pour les solubiliser complètement, il vous faudra les prédiluer dans un dispersant comme le solubol.

En revanche, les huiles essentielles n'ont aucun problème de solubilité dans les huiles végétales, les beurres et tous les produits qui contiennent une phase huileuse. Elles se répartissent également très bien dans les produits moussants grâce à la présence des tensioactifs, des agents nettoyants qui favorisent leur dispersion (lire page 71).

TROUVER LES BONNES ASSOCIATIONS POUR AVOIR LE BON PARFUM

Les huiles essentielles parfument naturellement les produits cosmétiques alors, pour trouver la bonne association, faites appel à votre nez ! En général, on associe les notes de tête, de cœur et de fond pour créer un parfum unique à la tenue longue durée.

- **Notes de tête :** ce sont les notes les plus volatiles, que l'on sent en premier puis qui s'estompent facilement.
  Citron, menthe poivrée, mais aussi pamplemousse, bergamote, mandarine, orange douce, lemongrass

- **Notes de cœur :** elles représentent l'équilibre du parfum, c'est celles que l'on perçoit dans un deuxième temps.
  Lavande fine, romarin à verbénone, palmarosa, géranium, camomille romaine

- **Notes de fond :** ce sont les notes que l'on sent en dernier, les plus puissantes, pour lesquelles il ne faut pas avoir la main lourde ! Elles agissent comme des fixateurs pour les autres huiles essentielles.
  Ylang-ylang mais aussi vétiver, cèdre, encens, patchouli, santal, benjoin

Cinq exemples d'associations qui donnent un parfum équilibré

Lavande fine + Géranium

Citron + Menthe poivrée + Romain à verbénone

Palmarosa + Géranium

Citron + Palmarosa + Ylang-ylang

Lavande + Citron + Palmarosa

2 – LES HUILES VÉGÉTALES ET LES BEURRES (au choix selon le type de peau)

Les huiles végétales et les beurres sont des trésors pour la peau. Riches en acides gras, en vitamines et en antioxydants, elles protègent la peau, l'assouplissent, la régénèrent, l'apaisent. Elles peuvent aussi servir de vecteurs pour d'autres actifs comme les huiles essentielles

COMMENT UTILISER LES HUILES EN COSMÉTOLOGIE

- **Pures :** en massage, comme sérum pour le visage, huile sèche pour le corps, démaquillant.
- **En mélange avec d'autres huiles végétales :** il est possible d'associer les huiles entre elles pour combiner plusieurs propriétés.
- **En phase grasse :** pour fabriquer des crèmes ou des laits, ou comme constituant principal des baumes[1].

L'HUILE DE COCO

Cocos nucifera

ORIGINE	Asie
CARACTÉRISTIQUE	huile liquide dans le pays où elle a été extraite (l'Inde par exemple) puis solide dans nos régions tempérées (on parle d'huile « concrète »). Son passage de l'état solide à l'état liquide en été est tout à fait normal et n'affecte en rien sa qualité.
ODEUR	de noix de coco qui rappelle les vacances !
PARTIE UTILISÉE	pulpe fraîche
TYPES DE PEAU	peau sèche, peau normale, démaquillage
TYPES DE CHEVEUX	cheveux secs, cassants, fins, poreux, abîmés par le soleil
PROPRIÉTÉS	fortifiant capillaire, favorise l'éclat, antibactérienne, nourrissante, adoucissante, parfumante

1 – Dans une crème visage, il y a deux phases : une phase aqueuse et une phase grasse liées par un émulsifiant. Dans un baume pour le corps ou un stick à lèvres, il n'y a qu'une phase grasse mais elle est solidifiée par des cires.

Ses + : Comme le lait maternel, l'huile de coco contient de l'acide laurique qui se transforme en monolaurine dans l'organisme et possède des propriétés antimicrobiennes. C'est l'huile végétale pour les soins des cheveux poreux et abîmés, elle s'utilise en bain d'huile avant le shampoing. On la recommande aussi pour lutter contre les poux qu'elle élimine naturellement. Tout comme le monoï, qui n'est autre qu'un macérât de fleurs de tiaré dans de l'huile de coco, elle est idéale pour sublimer la peau en été et lui redonner de la souplesse.

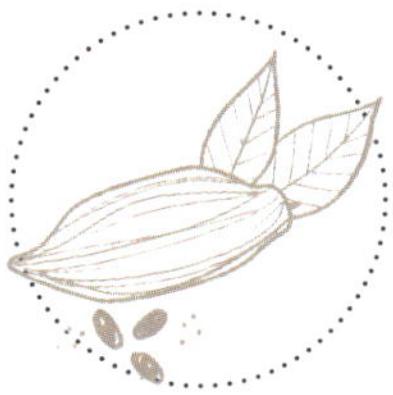

LE BEURRE DE CACAO

Theobroma cacao

ORIGINE	Afrique
CARACTÉRISTIQUE	beurre solide et dur à température ambiante
ODEUR	de chocolat blanc !
PARTIE UTILISÉE	la fève
TYPES DE PEAU	lèvres gercées, peau sèche, cellulite, peau mature
TYPES DE CHEVEUX	cheveux très secs
PROPRIÉTÉS	nourrissant, filmogène (laisse un film protecteur à la surface de la peau), amincissant (aide au déstockage des graisses)

Ses + : Le beurre de cacao contient de la théobromine à l'action lipolytique, qui aide au déstockage des graisses. Il est idéal dans la confection de produits raffermissants et anticellulite. Naturellement solide, on l'utilise rarement pur, mais plutôt associé à d'autres huiles. Pour confectionner des beurres corporels, par exemple, on fera fondre jusqu'à 80 % de beurre de cacao avec une autre huile liquide. C'est aussi l'ingrédient phare des baumes à lèvres car son action filmogène est très intéressante sur les lèvres qui sont naturellement dépourvues de film protecteur.

LE BEURRE DE KARITÉ

Butyrospermum parkii

ORIGINE	Afrique de l'Ouest
CARACTÉRISTIQUE	beurre riche solide
ODEUR	légère odeur caractéristique pour les beurres de bonne qualité. Si le beurre est blanc et n'a aucune odeur, c'est qu'il a été raffiné, ce qu'il vaut mieux éviter. S'il a une odeur forte et désagréable, il faudra s'interroger sur la qualité du produit.
PARTIE UTILISÉE	la noix
TYPES DE PEAU	peau sèche, peau des femmes enceintes, vergetures, gerçures
TYPES DE CHEVEUX	cheveux secs, cassants, crépus, frisés
PROPRIÉTÉS	anti-inflammatoire, favorise l'élasticité, antioxydant, très filmogène et donc protecteur, cicatrisant, protecteur solaire

Ses + *: Il vient de loin mais reste inégalable à bien des égards. Sa forme solide permet de réaliser facilement des baumes ou des cosmétiques solides. On peut le travailler à froid comme à chaud, ou même l'utiliser pur sur la peau et les cheveux. C'est un des ingrédients actifs les plus utilisés en cosmétique pour son côté très émollient (assouplissant) mais aussi protecteur et apaisant. On le préférera brut, c'est-à-dire non modifié et non raffiné. Il conservera alors toutes ses précieux principes actifs, mais aussi ses multiples propriétés.*

Des corps gras naturels pour protéger la peau du soleil

Certains corps gras protègent la peau des rayons UV et c'est le cas notamment du beurre de karité en raison de sa forte concentration en composés insaponifiables comme le karitène. Les insaponifiables sont appelés ainsi car ce sont les molécules qui ne peuvent pas être transformées en savon lors de la réaction de saponification, il s'agit des vitamines, minéraux, polyphénols (tanins), alcools… Ces insaponifiables sont de vrais actifs pour la peau. La vitamine A par exemple contribue à régénérer les cellules après une exposition au soleil. D'autres huiles comme celles d'avocat ou de karanja ont une activité similaire. Bien entendu, ces propriétés ne sont pas comparables à celles des crèmes solaires avec indice SPF qui restent incontournables. J'en profite pour rappeler ici que l'exposition au soleil doit toujours être modérée.

L'HUILE D'AMANDE DOUCE

Prunus amygdalus

ORIGINE	France si possible
CARACTÉRISTIQUE	huile riche qui pénètre moyennement
ODEUR	neutre
PARTIE UTILISÉE	l'amande
TYPES DE PEAU	peau sensible, peau sèche, peau irritée, peau de bébé
TYPES DE CHEVEUX	cheveux secs
PROPRIÉTÉS	adoucissante, anti-inflammatoire, assouplissante

Ses + : *L'huile d'amande douce viendra à la rescousse des femmes enceintes et des bébés grâce à son extrême douceur et son action réparatrice. C'est un cosmétique de choix pour prévenir les vergetures et assouplir la peau. On l'utilise en massage pour aider à reconstituer le film hydrolipidique de la peau.*

LE MACÉRÂT DE CAROTTE

Daucus carota

ORIGINE	dépend de l'huile qui a servi de support
CARACTÉRISTIQUE	dépend de l'huile qui a servi de support
ODEUR	dépend de l'huile qui a servi de support
PARTIE UTILISÉE	la racine (carotte)
TYPES DE PEAU	peau terne, peau mature
PROPRIÉTÉS	autobronzant naturel, prépare à une exposition au soleil, antioxydant

Ses + : *C'est un véritable soin autobronzant naturel. Riche en bêta-carotène, précurseur de la vitamine A, il favorise le bronzage et un teint hâlé en activant la production de mélanine. Ces propriétés antioxydantes en font également un très bon après-soleil et un bon anti-âge.*

À savoir : le macérât de carotte est obtenu en faisant macérer des carottes dans une huile végétale neutre (tournesol, olive ou amande douce).

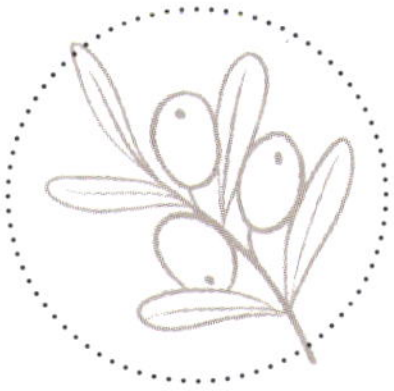

L'HUILE D'OLIVE

Olea europaea

ORIGINE	France ou Italie
CARACTÉRISTIQUE	huile riche qui pénètre moyennement
ODEUR	d'olive très caractéristique
PARTIE UTILISÉE	la pulpe de l'olive
TYPES DE PEAU	peau sèche, peau mature, peau sensible
TYPES DE CHEVEUX	cheveux secs et cassants
PROPRIÉTÉS	émolliente, cicatrisante, anti-inflammatoire, nourrissante

Ses + : *C'est une bonne huile anti-âge aux propriétés antioxydantes particulièrement utile pour les peaux matures. Anti-inflammatoire et cicatrisante, elle sera également intéressante pour les peaux sensibles, fragiles et à rougeurs. Très émolliente (assouplissante) et réparatrice, elle est idéale pour les peaux sèches à tendance atopique, mais aussi pour les cheveux abîmés et cassants. C'est aussi l'ingrédient indispensable pour réaliser son liniment pour les fesses de bébé.*

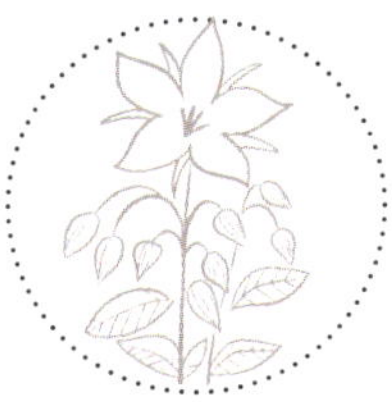

L'HUILE DE BOURRACHE

Borago officinalis

ORIGINE	France si possible
CARACTÉRISTIQUE	huile riche qui pénètre moyennement
ODEUR	neutre
PARTIE UTILISÉE	la graine
TYPES DE PEAU	peau mature, peau sèche, peau déshydratée
PROPRIÉTÉS	anti-âge, favorise l'élasticité, régénérante

Ses + : *L'huile de bourrache est une des plus riches en acide gamma linoléique, un acide gras précieux qui favorise l'élasticité de la peau et limite la déshydratation.*

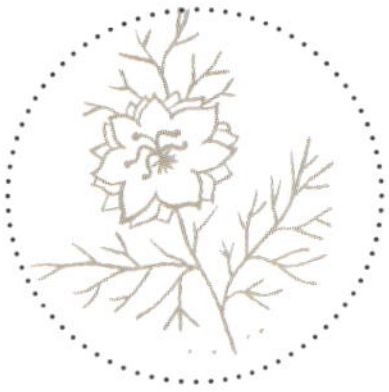

L'HUILE DE NIGELLE (OU CUMIN NOIR)

Nigella sativa

ORIGINE	Égypte ou Inde
CARACTÉRISTIQUE	huile au toucher gras mais qui pénètre bien
ODEUR	épicée
PARTIE UTILISÉE	la graine
TYPES DE PEAU	peau à imperfections, peau mature, peau atopique et irritée
TYPES DE CHEVEUX	cuir chevelu irrité, cheveux gras, chute de cheveux
PROPRIÉTÉS	antioxydante, cicatrisante, purifiante, anti-inflammatoire

Ses + : *C'est une huile aux 1001 vertus, véritable soin S.O.S. pour différentes problématiques de peau. L'huile de nigelle contient naturellement une petite quantité d'huile essentielle qui la rend particulièrement purifiante et intéressante pour les peaux acnéiques. Ses propriétés cicatrisantes et anti-inflammatoires seront recherchées par les peaux lésées (eczéma, psoriasis…). Des études ont démontré qu'elle avait une activité antihistaminique, c'est-à-dire qu'elle diminue les symptômes de l'allergie quand elle est utilisée par voie orale.*

L'HUILE DE NOISETTE

Corylus avellana

ORIGINE	France si possible
CARACTÉRISTIQUE	huile sèche très pénétrante, pas d'effet gras
ODEUR	de pâte à tartiner !
PARTIE UTILISÉE	le fruit (la noisette)
TYPES DE PEAU	peau mixte à grasse, peau à imperfections, peau normale
PROPRIÉTÉS	assouplissante, régule la sécrétion de sébum, protectrice

Ses + : *C'est une huile non grasse, très fine et pénétrante. Elle servira de base pour mélanger des huiles essentielles. C'est aussi une bonne huile sèche pour le corps qui permet de s'habiller immédiatement après application. Enfin, elle est un démaquillant efficace, notamment pour le mascara waterproof.*

Tordons le cou à deux idées reçues

• *Non, les huiles et les beurres n'hydratent pas !*

Par définition, les corps gras ne sont pas aqueux, ils ne peuvent donc pas hydrater la peau. En réalité, l'hydratation du corps se fait de l'intérieur grâce à ce que l'on boit et ce que l'on mange. En revanche, ils empêchent la déshydratation. Le corps perd en effet de l'eau constamment et notamment au travers de la barrière cutanée, c'est ce que l'on appelle « la perte insensible en eau ». Lorsque la peau est lésée, ce phénomène peut être plus important, c'est pourquoi l'utilisation d'un corps gras sera intéressante. Les huiles végétales, en protégeant la peau et en renforçant le film hydrolipidique, limitent cette déshydratation.

• *Non, les huiles végétales ne sont pas comédogènes !*

Contrairement aux silicones et aux huiles minérales, les huiles végétales sont très peu ou pas du tout occlusives. En effet, les huiles et cires issues de la pétrochimie comme la paraffine liquide, laissent un film étanche à la surface de la peau pour la protéger et maintenir une hydratation en surface. Le revers de la médaille, c'est que celui-ci a tendance à boucher les pores de la peau, le sébum s'évacue mal et les points noirs sont de sortie. Bien que certaines huiles végétales aient un fini plus riche que d'autres, celles-ci ne seront pas comédogènes. Les huiles ne rendent pas la peau grasse tant qu'elles sont bien choisies en fonction du type de peau. Par exemple, si vous avez la peau grasse, il vaudra mieux éviter d'utiliser les huiles de coco ou de germe de blé et privilégier plutôt la noisette, le jojoba ou encore le chanvre.

3 – LES HYDROLATS (au choix selon le type de peau)

Tout comme les huiles essentielles, ils sont obtenus par distillation de plantes ou d'une partie de plante. C'est la phase aqueuse de la distillation qui concentre les molécules hydrosolubles (solubles dans l'eau). On y retrouve aussi une petite part de molécules aromatiques, mais bien moindre que dans les huiles essentielles. La composition en molécules est donc différente de celle d'une huile essentielle et c'est pour cette raison que leurs parfums seront eux aussi différents.

Remarque : les hydrolats ne sont pas une simple infusion de plantes et encore moins une eau aromatisée aux huiles essentielles. Il n'existe pas d'hydrolats d'agrumes car ceux-ci ne sont pas distillés.

Utilisation : plus doux que les huiles essentielles, ils ne nécessitent pas de précaution d'emploi et peuvent être utilisés par tous. Ils possèdent un pH acide, ce qui en fait des très bons toniques cutanés. On les utilisera aussi pour parfaire le démaquillage ou nettoyer la peau. Ils peuvent remplacer tout ou partie de l'eau dans la fabrication de cosmétiques. Ils s'utilisent purs et ne se rincent pas. Ils sont solubles dans l'eau ou miscibles avec d'autres substances aqueuses. Par définition, ils ne se mélangeront pas à de l'huile ou à d'autres corps gras. Il est préférable d'éviter de les chauffer afin de préserver les molécules actives.

Quels produits acheter : choisissez des hydrolats 100 % purs et naturels, c'est-à-dire non coupés à l'eau ou à l'alcool et sans conservateurs. Les hydrolats coupés à l'eau sont forcément moins efficaces que les hydrolats purs mais ils sont aussi plus exposés à la contamination bactérienne, c'est pour cela que les fabricants leur ajoutent parfois un peu d'alcool (desséchant pour la peau) et même un conservateur. Les hydrolats doivent être de grade 1, cela veut dire que l'on aura distillé 1 kilo de plantes pour obtenir 1 litre.

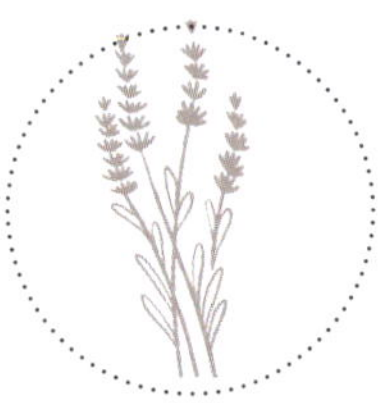

LAVANDE FINE

Lavandula angustifolia

CONSERVATION	environ 2 ans
TYPES DE PEAU	peau normale, peau mixte à grasse, peau fragile, peau irritée
PROPRIÉTÉS	purifiant, apaisant, cicatrisant, nettoyant et démaquillant

Astuce : *glissez votre hydrolat de lavande fine dans votre sac de voyage, il viendra à la rescousse de vos coups de soleil, piqûres d'insectes et autres petits bobos comme les coupures.*

ROSE DE DAMAS

Rosa damascena

CONSERVATION	environ 2 ans
TYPES DE PEAU	peau mature, peau terne, peau normale
PROPRIÉTÉS	astringent, anti-âge, tonique cutané, parfumant

Astuce : *si vous aimez faire de la pâtisserie, sachez que l'hydrolat de rose de Damas parfume naturellement les gâteaux, mais aussi la crème chantilly ou encore les salades de fruits rouges. Ajoutez-en une cuillère à soupe dans votre préparation (ou davantage si vous recherchez un goût plus marqué).*

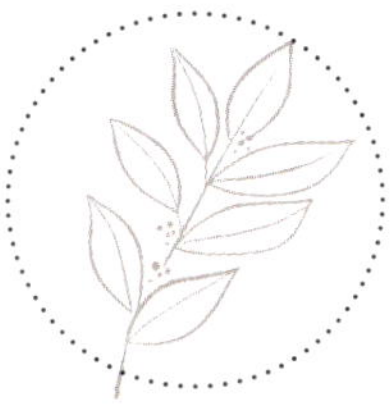

LAURIER

Laurus nobilis

CONSERVATION	environ 1 an
TYPES DE PEAU	peau à imperfections, peau mixte à grasse, muqueuses buccales
TYPES DE CHEVEUX	cheveux gras, cheveux à pellicules
PROPRIÉTÉS	purifiant, anti-infectieux à large spectre, bon nettoyant, astringent (resserre les pores), tonique capillaire

Astuce : *réalisez un masque purifiant en mélangeant de l'argile verte avec de l'hydrolat de laurier. Laissez poser quelques minutes sans laisser sécher puis rincez à l'eau claire.*

Un substitut écolo du tea tree

L'hydrolat de laurier est une très bonne alternative à celui de tea tree, « l'arbre à thé » originaire de l'autre bout du monde. On constate depuis quelques années un engouement important pour cette plante qui vient tout droit d'Australie. Le tea tree possède des propriétés antiseptiques comme celles du laurier mais pour le bilan carbone, il faudra repasser ! On préfère donc le laurier, plus local et aux vertus purifiantes qui n'ont rien à envier à son cousin australien.

CAMOMILLE ROMAINE

Chamaemelum nobile

CONSERVATION	environ 2 ans
TYPES DE PEAU	peau fragile, peau allergique, peau irritée, acné rosacée, peau de bébé
TYPES DE CHEVEUX	cheveux blonds (éclaircissant)
PROPRIÉTÉS	apaisant, cicatrisant, anti-inflammatoire

Astuce : *l'hydrolat de camomille apaisera les érythèmes fessiers des bébés. Il peut être vaporisé sur les fesses ou dilué dans l'eau du bain. En plus, il apaisera votre bout de chou avant d'aller au dodo.*

MENTHE POIVRÉE

Mentha piperita

CONSERVATION	environ 1 an
TYPES DE PEAU	peau irritée, coup de soleil, peau grasse et acnéique, muqueuses buccales
PROPRIÉTÉS	tonique, apaisant, rafraîchissant, purifiant, circulatoire

Astuce : *en été, l'hydrolat de menthe poivrée soulage les jambes lourdes et peut servir de déodorant et de rafraîchissant en cas de canicule.*

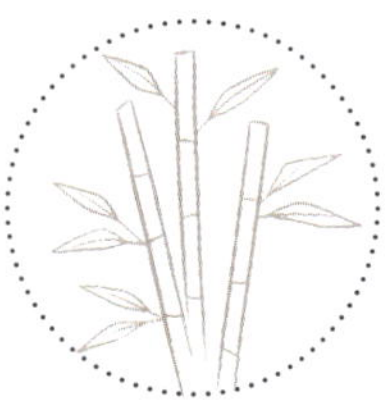

BAMBOU

Bambusa vulgaris

CONSERVATION	moins de 1 an
TYPE DE PEAU	peau mixte à grasse
TYPES DE CHEVEUX	cheveux poreux, dévitalisés, fins, chute de cheveux

PROPRIÉTÉS	reminéralisant, matifiant, apporte un toucher doux à la peau, tonique capillaire

Astuce : pulvérisez l'hydrolat de bambou sur vos cheveux mouillés après chaque shampoing, laissez sécher sans rincer. Il redensifie le cheveu, favorise le volume, la pousse et la brillance. Très riche en silice, il constitue par ailleurs une bonne base de maquillage pour le teint. Naturellement matifiant, il absorbe l'excès de sébum et « floutera » les imperfections.

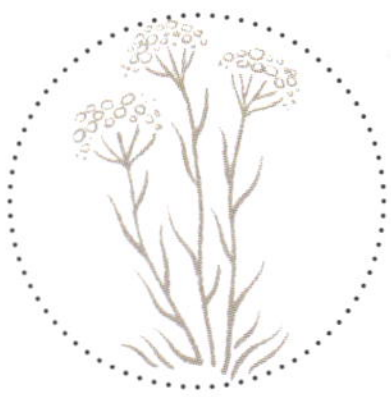

HÉLICHRYSE ITALIENNE

Helichrysum italicum

CONSERVATION	environ 2 ans
TYPES DE PEAU	peau mature, peau sensible, couperose, hématome, peau à rougeurs, cernes
PROPRIÉTÉS	tonique cutané, régénérant, circulatoire, cicatrisant, apaisant

Astuce : réalisez un roll-on « biphasé » anticernes en mélangeant à parts égales de l'hydrolat d'hélichryse avec de l'huile végétale de calophylle circulatoire. Vous pourrez dire bye-bye aux vilains cernes bleutés !

BLEUET

Centaurea cyanus

CONSERVATION	moins de 1 an
TYPES DE PEAU	peau sensible, peau sèche, peau mature, yeux fatigués et sensibles
PROPRIÉTÉS	apaisant, décongestionnant pour les yeux, revitalisant, tonifiant pour les peaux matures et délicates

Astuce : imbibez des compresses ou des cotons lavables d'hydrolat de bleuet frais puis déposez-les quelques minutes sur vos yeux fatigués par les écrans.

4 – LES PRODUITS DE LA RUCHE

Les produits de la ruche sont des indispensables de la cosmétique maison. Ils ont de multiples propriétés : cicatrisante, antiseptique, antioxydante… La liste est longue ! Privilégiez les miels et les cires produits artisanalement en France. Vous avez forcément un petit apiculteur à côté de chez vous ! Vous serez alors sûr de la qualité et des bienfaits qu'ils pourront vous apporter. Méfiez-vous des produits en provenance de Chine qui ne sont malheureusement pas toujours purs et pour lesquels les méthodes de production et d'élevage ne sont pas les meilleures.

La cire d'abeille

Propriétés : filmogène (protectrice), anti-inflammatoire, cicatrisante, adoucissante.
Utilisation : elle sert d'agent texturant et durcisseur dans les baumes, sticks, mais aussi dans les émulsions. C'est un des ingrédients du cérat de Galien, une pommade inscrite dans la pharmacopée française qui sert, en dermatologie, d'excipient pour diverses substances médicamenteuses et de base pour des cosmétiques. On peut la mélanger avec des beurres ou des huiles pour les épaissir ou les rendre solides. Il est possible de l'ajouter à une recette d'émulsion pour la stabiliser ou rendre le produit plus protecteur. La cire fond aux alentours de 65 °C, elle n'est pas miscible à l'eau, mais se mélangera dans les huiles.

Le miel

Propriétés : antiseptique, cicatrisant, adoucissant.
Utilisation : véritable trésor pour la peau, le miel renferme de nombreuses molécules qui contribuent à la santé de la peau : vitamines, minéraux, oligoéléments, substances aromatiques ou encore composés antibiotiques. Le miel pur contient environ 17 % d'eau et 80 % de sucres, il ne se mélange donc pas aux corps gras, mais plutôt dans les produits aqueux. Il est possible de l'introduire dans un baume ou dans un beurre. Pour cela, il suffit de bien mélanger pendant le refroidissement du produit, il se dispersera correctement sans tomber au fond.

La propolis

Propriétés : antibactérienne, cicatrisante, régénérante, antioxydante, anti-âge. La propolis est un des éléments de protection de la ruche, c'est le « mastic » des abeilles qui sert à colmater les brèches, consolider l'édifice et embaumer les intrus qui osent s'y aventurer. Son action ne s'arrête pas là car c'est aussi une vraie barrière contre les bactéries et les virus qui pourraient menacer la communauté. Elle est composée d'un mélange de résine provenant des bourgeons des arbres, de sécrétions salivaires de l'abeille et d'un peu de cire.

Utilisation : en cosmétique, les peaux grasses à imperfections l'apprécient pour son côté purifiant et cicatrisant et les peaux matures pour ses vertus régénérantes et antioxydantes (lutte contre les radicaux libres).

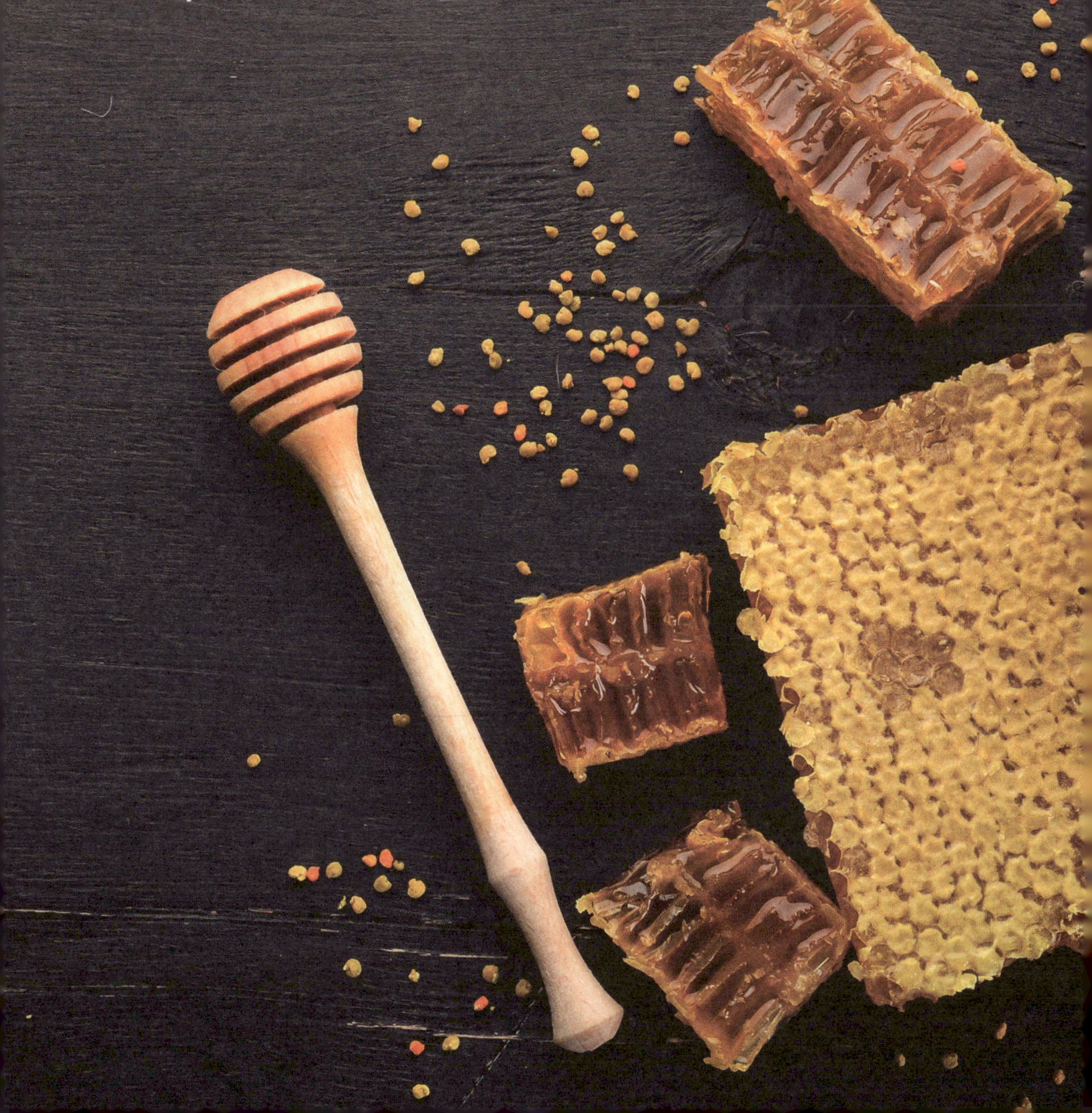

5 – LES FÉCULES

Il s'agit de l'arrow-root, la poudre de riz et de l'amidon de maïs, des poudres magiques que vous avez peut-être déjà dans vos placards de cuisine. Elles servent de base à bon nombre de produits cosmétiques.

Utilisations :

- Base de maquillage dans les poudres libres, les blushs
- Agent matifiant dans les crèmes
- Agent absorbant pour atténuer l'effet gras des baumes
- Agent adoucissant
- Base de shampoing sec pour absorber l'excès de sébum

Zoom sur l'arrow-root

C'est une fécule qui est produite à partir des rhizomes de la marante, une plante originaire d'Amérique centrale et du Sud. Elle doit son nom de « racines à flèches » aux Amérindiens qui s'en servaient pour absorber le poison des flèches. C'est donc une poudre très absorbante qui « matifie » à coup sûr, mais ne dessèche aucunement. Elle ne contient pas de gluten.

6 – LES ARGILES

Propriétés : purifiantes, nettoyantes, colorantes, détoxifiantes, dépolluantes, exfoliantes

Utilisation : les argiles sont un grand classique de la cosméto DIY. Elles sont des ingrédients incontournables des masques pour le visage. Pourquoi ? Parce qu'elles sont à la fois **AB**sorbantes et **AD**sorbantes.

Absorbantes parce que, comme les éponges, les argiles absorbent les liquides tels que l'eau ou encore le sébum. Cette particularité permet de les mélanger facilement à l'eau ou à un hydrolat pour réaliser des masques purifiants. Ce sont aussi de très bons agents matifiants qui vont absorber l'excès de sébum des peaux mixtes à grasses.
Adsorbantes parce que les argiles sont capables de retenir des molécules à leur sur-

face : elles fixent les impuretés, mais aussi les toxines, ce qui permet de purifier l'épiderme. Et ce n'est pas tout puisque, plutôt partageuses, elles troquent en échange des minéraux et des actifs. Leur richesse en minéraux et en oligoéléments leur donne ainsi des propriétés cicatrisantes, anti-âge et apaisantes. Les masques et gommages doux à base d'argile permettent d'éliminer les peaux mortes et de favoriser la régénération cellulaire. Adieu donc la grise mine !

Les argiles sont également utilisées comme nettoyant dans les dentifrices. Issues de roches tendres, elles ne rayent pas l'émail.

Enfin, elles colorent naturellement les cosmétiques et seront intéressantes dans la réalisation de produits de maquillage.

Quelle argile pour ma peau ?

Argile verte : la purifiante. Peaux grasses, acnéiques, à imperfections

Argile jaune : la gommante. Peaux mixtes à grasses, peaux tachées

Argile rouge : l'illuminatrice. Teint terne, peaux mixtes à grasses, peaux réactives

Argile blanche : l'adoucissante. Peaux sèches et sensibles

Argile rose : le mix entre argile rouge et argile blanche. Teint terne, peaux sensibles

Astuce : ajoutez une cuillère à café de gel d'aloe vera dans votre masque à l'argile maison pour plus de douceur !

À savoir :

- Ne laissez jamais sécher un masque d'argile sur votre visage ! Une fois sèche, l'argile risque de capter l'eau de votre peau et de la dessécher. Pour remédier à ce problème, vous pouvez vaporiser un peu d'hydrolat sur votre masque.
- Une argile ayant déjà servi ne doit pas être réutilisée car elle contient les toxines et les impuretés retirées de votre peau.

7 – LES EXFOLIANTS NATURELS

Pourquoi déverser du plastique dans nos océans alors que la nature nous offre des exfoliants 100 % naturels ? Sels, sucres, poudres de noyaux d'olive, d'abricot, graines de pavot… la liste des produits efficaces est longue ! Choisissez-les en fonction de l'intensité que vous souhaitez donner à votre gommage, mais aussi de ce que vous avez sous la main !

Pouvoir exfoliant (du plus exfoliant au moins exfoliant)

+ Gros sel – Poudre de noyaux d'olive – Sucre – Sel fin – Bicarbonate de soude – Rhassoul – Graines de pavot – Poudre d'amande – Argiles −

Astuce : mélangez du gel d'aloe vera avec une pincée de poudre exfoliante, vous avez un gel gommant minute à utiliser aussi bien sur le visage que sur le corps !

Ne jetez plus votre marc de café !

Récupérez le marc de votre café journalier en le plaçant dans un récipient fermé au réfrigérateur. Au bout d'une semaine, vous aurez collecté suffisamment de poudre pour la faire sécher. Le marc doit être complètement sec pour pouvoir être conservé (l'humidité le ferait moisir et contaminer vos cosmétiques maison). En été, étalez-le en très fines couches sur des plaques et placez le tout au soleil. Laissez sécher jusqu'à déshydratation complète. En hiver, passez-le au four à 100 °C pendant deux heures.

8 – L'OXYDE DE ZINC

Propriétés : c'est une poudre blanche d'origine minérale opacifiante, pigment blanc, antiseptique, filtre solaire minéral.

Utilisations :

- Purifiant dans les produits pour peaux à imperfections
- Antiseptique et cicatrisant dans les crèmes de change pour les bébés
- Filtre UV dans les produits solaires
- Colorant blanc et opacifiant dans les produits de maquillage

9 – LE BICARBONATE DE SOUDE ET LE CARBONATE DE CALCIUM

Ces deux poudres sont en réalité bien différentes, elles peuvent rentrer toutes deux dans la composition des dentifrices maison mais n'auront pas tout à fait la même action.
Le bicarbonate de soude est produit à partir de calcaire et de sel. C'est un ingrédient d'origine naturelle, biodégradable. Le carbonate de calcium, aussi appelé blanc de Meudon, est un des composés de la craie.

- Bicarbonate = désodorisant, blanchisseur pour les dents, abrasif doux, régulateur de pH
- Carbonate de calcium = abrasif doux, agent épaississant

Du bicarbonate dans votre déo

Le bicarbonate de soude permet également de remplacer les sels d'aluminium dans les déodorants. Le bicarbonate est bactériostatique, c'est-à-dire qu'il freine le développement des bactéries qui sont à l'origine de l'apparition des mauvaises odeurs.

10 – UN TENSIOACTIF QUI MOUSSE : LE SCI (SODIUM COCOYL ISETHIONATE)

Propriétés : c'est un tensioactif moussant et nettoyant.

Origine : dérivé de l'huile de coco.

Utilisations : il se présente sous forme de poudre et permet de réaliser des cosmétiques solides (shampoing, barre de douche, dentifrice…). Il est soluble dans l'eau et s'incorpore à une concentration maximale de 60 % dans vos recettes. Il est préférable de le « couper » avec des poudres de plantes et des beurres végétaux pour adoucir le produit.

Précautions d'emploi : à l'état de poudre, le SCI est pulvérulent et peut irriter les voies respiratoires. Il est donc nécessaire de porter un masque pour le manipuler.

11 – LA GLYCÉRINE VÉGÉTALE

Propriétés : la glycérine est un agent humectant, c'est-à-dire qu'elle a le pouvoir de retenir l'eau de l'air, celle de la peau ou encore celle des crèmes et ainsi contribue à maintenir une bonne hydratation. Sa capacité à fixer l'eau permet de limiter la perte hydrique de l'épiderme et évite son dessèchement. Elle est aussi démêlante, et adoucissante.

Origine : ah, la bonne vieille glycérine ! C'est un ingrédient que l'on retrouve dans de très nombreux produits cosmétiques à travers le monde. Elle peut être obtenue à partir de la saponification d'huiles végétales que l'on fait réagir avec de la soude. C'est le procédé chimique qui permet de créer du savon et qui produit en même temps notre fameuse glycérine. On peut aussi trouver de la glycérine obtenue à partir de graisses animales ainsi que de la glycérine de synthèse issue de la pétrochimie.

Utilisations : on utilise la glycérine dans les produits pour le corps, mais aussi pour les cheveux qu'elle aide à démêler. Incolore et inodore, c'est un ingrédient simple et très utile dans les recettes de cosmétiques maison. Elle se dissout dans l'eau ou dans de l'alcool, mais ne se mélangera pas aux huiles.

Dosage : 2 à 8 % maximum, au-delà l'effet peut être l'inverse de celui escompté et la glycérine peut entraîner le dessèchement de la peau. On aura donc la main légère avec cet actif, surtout pour les produits qui ne sont pas rincés.

12 – LES COLORANTS NATURELS

Les pigments naturels permettent de fabriquer des produits de maquillage maison. Ils peuvent se mélanger entre eux pour donner des couleurs uniques ! À la différence des colorants chimiques, les pigments d'origine minérale ou végétale sont totalement inertes et sans impact négatif pour la santé ou l'environnement. Ils se conservent très longtemps tant qu'ils sont à l'abri de l'humidité.

- Colorants rouges : poudre d'hibiscus, oxyde rouge, argile rouge
- Colorants jaunes : curcuma, oxyde jaune, argile jaune
- Colorants noirs : charbon végétal, oxyde noir
- Colorants blancs : oxyde de zinc, oxyde blanc
- Colorants marron : oxyde marron, poudre de cacao

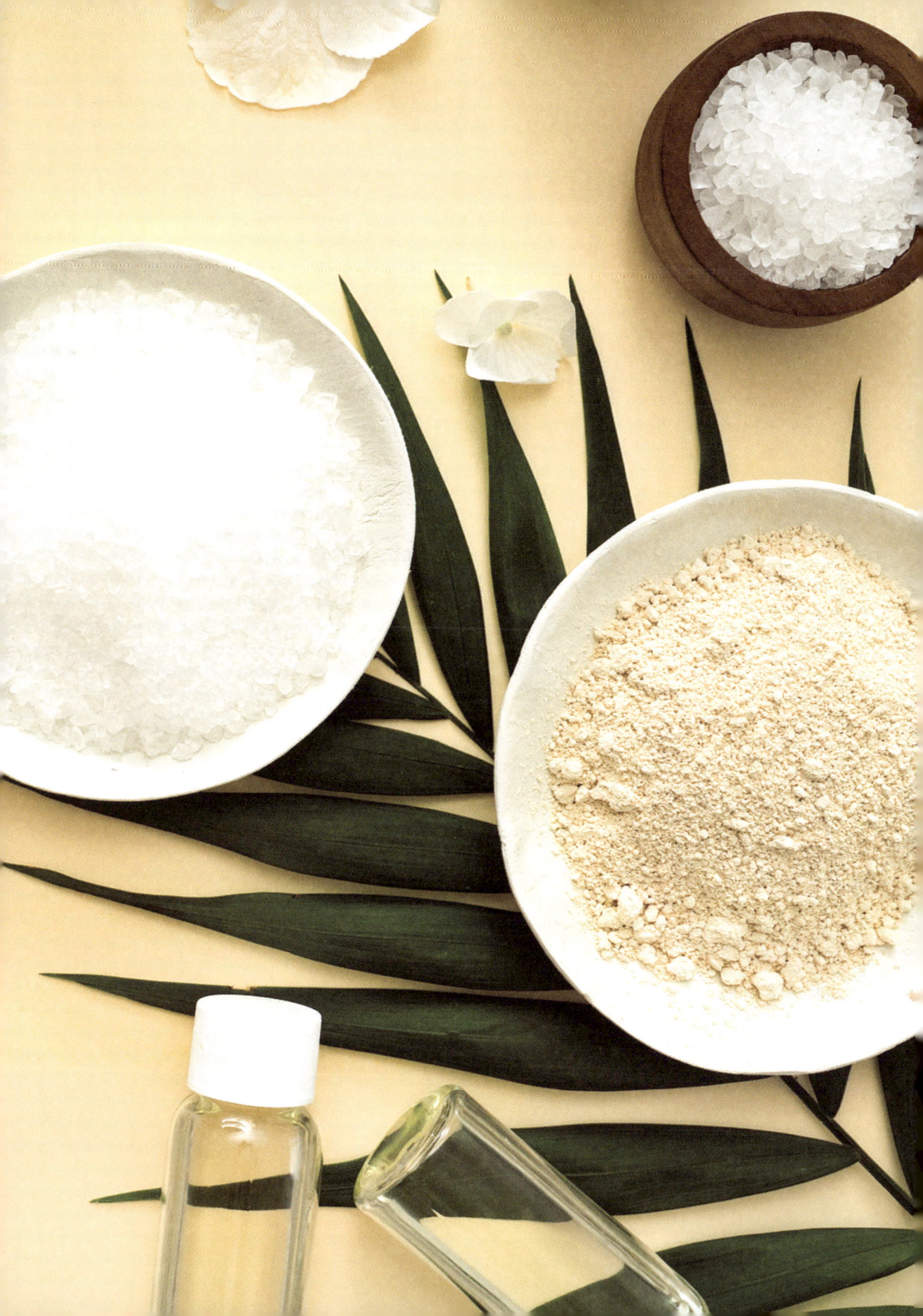

13 – LE GEL D'ALOE VERA ET SON COUSIN, LE GEL DE LIN

L'aloe vera est le couteau suisse de la cosmétique car il répond à tous les besoins de la peau.

Propriétés : hydratant, apaisant, adoucissant, cicatrisant, anti-inflammatoire. Il ne contient pas moins de 75 molécules actives. C'est un ingrédient miracle aux 1 001 propriétés.

Utilisations : on peut utiliser ce gel pur directement sur la peau ou alors s'en servir comme ingrédient dans les recettes de cosmétiques maison. Dans ce cas, il fera partie de la phase aqueuse du produit.

Comment récolter son propre gel d'aloe vera ?

Prélevez une feuille d'aloe vera directement sur la plante, choisissez-la bien charnue et en bon état. Commencez par la placer de manière verticale dans un récipient. Un jus de couleur jaune va s'écouler de la feuille, c'est le suc de la plante connu pour sa puissante action laxative. Une fois le suc totalement écoulé, coupez les « dents » de la feuille en prélevant deux bandes le long de la feuille. Ôtez ensuite la peau pour ne récupérer que la pulpe, rincez-la en la plaçant dans un récipient d'eau froide. Filtrez cette pulpe à l'aide d'une petite écumoire. Coupez-la en petits morceaux puis filtrez à nouveau en pressant avec une fourchette. Le jus qui s'en écoule est le gel pur d'aloe vera séparé de sa pulpe. Vous pouvez conserver ce jus quelques jours au réfrigérateur dans un récipient propre et désinfecté.

Le gel de lin est le cousin local du gel d'aloe vera. On l'obtient à partir des graines de lin qui sont naturellement riches en mucilages. Ces molécules ont le pouvoir de gonfler au contact de l'eau pour donner un gel visqueux. Il peut être utilisé aussi bien sur les cheveux que sur la peau pour hydrater et réparer. Il chouchoute la chevelure pour aider au démêlage mais aussi gainer et hydrater.

14 – L'EAU DE CHAUX

Utilisations : elle sert principalement à la préparation du liniment oléocalcaire, le produit chéri des mamans pour nettoyer et protéger les fesses de bébé. On l'utilise également comme démaquillant à la texture crémeuse et toute douce. On le mélange à parts égales avec une huile végétale, d'olive généralement. Une fois les deux ingrédients mélangés, une réaction chimique se produit pour former un lait épais.

Précaution d'emploi : attention, l'eau de chaux ne s'utilise pas pure sur la peau car elle est très irritante.

15 – LES CONSERVATEURS NATURELS

Les conservateurs ont pour but de préserver vos cosmétiques des potentielles détériorations liées à la présence de germes (bactéries, moisissures, champignons) et au rancissement des graisses. Les produits les plus sensibles sont généralement les cosmétiques comportant une phase aqueuse, c'est-à-dire contenant de l'eau, un hydrolat ou encore un gel d'aloe vera. En effet, c'est dans ce milieu que la prolifération des bactéries, mais aussi celle des moisissures et des levures, est la plus importante. Si vous réalisez un produit cosmétique en grande quantité, ou bien si vous souhaitez pouvoir l'utiliser sur une longue période, il est préférable de faire entrer un conservateur dans sa composition. Voici les deux substances que je recommande.

L'EXTRAIT DE PÉPINS DE PAMPLEMOUSSE

Pour tous les produits qui contiennent une phase aqueuse, c'est-à-dire lotion, crème, gel douche, shampoing...
Il évite la prolifération des bactéries et des moisissures.
Dosage : 0,6 %
Durée de conservation du produit final : environ 1 mois

LA VITAMINE E

Pour tous les produits qui contiennent une phase grasse, c'est-à-dire sérum, baume, beurre, rouge à lèvres, émulsions...
Elle protège les corps gras et huileux de l'oxydation, c'est-à-dire du rancissement.

Dosage : 0,2 % (au-delà, la vitamine E devient un actif anti-âge)
Durée de conservation du produit final : environ 6 mois
Remarque : la vitamine E seule ne permet pas de conserver de manière efficace les produits contenant une phase aqueuse, elle n'a aucune action sur la prolifération bactérienne.

CHAPITRE 6

TEST
QUEL EST MON TYPE DE PEAU ?

Nombreuses sont les personnes qui pensent ne pas connaître leur type de peau. Il suffit pourtant de se poser quelques questions simples pour le déterminer.

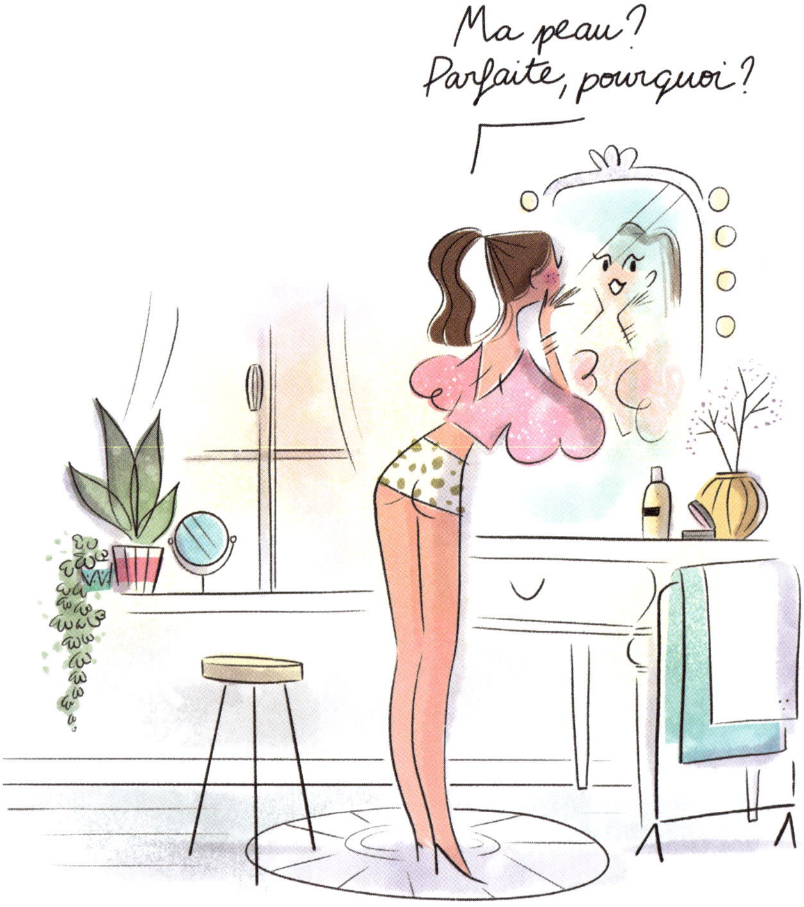

Généralement, si vous avez un doute sur votre type de peau, c'est qu'elle est soit mixte, soit normale, et c'est plutôt une chance ! Les personnes qui ont une peau grasse à imperfections ne se poseront pas la question car elles connaissent déjà la réponse puisqu'elles s'évertuent sans doute à faire disparaître leurs boutons. Idem pour les personnes ayant une peau sèche et sensible : ça tire tellement qu'elles doivent remettre de la crème très souvent. La plupart du temps elles rougiront à la moindre petite agression.
Finalement, connaître son type de peau est essentiellement une histoire de bon sens, nul besoin d'être un expert, il suffit d'observer. Voici un petit questionnaire pour le déterminer en quelques minutes.

1. Au naturel, ma peau brille assez facilement

- Oui, dès le matin
- Oui, en milieu de journée
- Non, pas du tout

2. J'ai des petits boutons sur le visage

- Oui, quasiment tout le temps
- De temps en temps
- Vraiment jamais

3. Je ressens fréquemment des sensations d'inconfort comme des tiraillements ou des irritations

- Non, jamais
- Parfois, lorsqu'il fait froid
- Quasiment tous les jours

4. J'ai une peau qui desquame, c'est-à-dire que des petits bouts de peau se détachent

- Pas vraiment, non
- Seulement si j'ai pris un petit coup de soleil
- Oui, ça m'arrive

5. Ma peau rougit facilement

- Non, pas du tout
- Pas vraiment, sauf si j'ai très chaud
- Oui, c'est très courant chez moi

6. Je réagis facilement aux produits cosmétiques que je mets sur ma peau

- Ça ne m'est quasiment jamais arrivé
- Ça a pu m'arriver quelques fois
- C'est assez fréquent quand je teste de nouveaux produits

7. J'ai les pores…

- Dilatés sur tout le visage
- Dilatés au niveau du nez et du menton
- Très fins

8. Le matin, après m'être nettoyé la peau, je me dis :

- « C'était indispensable, j'avais la peau ultragrasse »
- « Je me sens fraîche et prête à me maquiller »
- « Ça me tiraille immédiatement »

9. Ma crème visage préférée est…

- ✿ Assez fluide et surtout non grasse
- 🍃 Plutôt normale, ni trop riche, ni trop légère
- 💧 Assez épaisse, voire bien riche

10. Je mets de la crème sur mon visage

- ✿ Quand j'y pense
- 🍃 Tous les jours
- 💧 Deux fois par jour

11. Je prends des coups de soleil

- ✿ Pas très souvent
- 🍃 Ça m'arrive si je ne mets pas de crèmes solaires
- 💧 Ma peau réagit très vite au soleil

RÉSULTATS

✿ VOUS AVEZ UNE MAJORITÉ DE « FLEURS »

Vous avez une peau plutôt grasse à imperfections. Elle brille, luit, elle est épaisse et le siège de petits boutons.

C'est certainement le type de peau que l'on voudrait ne pas avoir. Pourtant, bien traitée, elle sera sublimée et les imperfections en seront limitées. En plus, elle possède un avantage non négligeable : elle vieillit moins vite ! Plus épaisse et bien protégée par son sébum, elle subit moins les effets de l'âge.

On évite d'utiliser des cosmétiques trop gras qui pourraient boucher les pores et favoriser la prolifération de boutons. Les crèmes et produits de maquillage contenant des huiles minérales issues de la pétrochimie et des silicones sont à fuir. Elles sont particulièrement occlusives, elles étouffent la peau et empêchent le bon écoulement du sébum.

De l'autre côté, on abandonne tout ce qui décape et notamment toutes les bonnes vieilles lotions à base d'alcool. En asséchant l'épiderme, celui-ci contre-attaque en produisant encore plus de sébum qui à son tour devient un véritable bouillon de culture pour le développement des bactéries. Bonjour l'effet rebond !
Une peau grasse aura besoin d'être démaquillée et nettoyée quotidiennement

avec des produits doux afin de ne pas l'agresser. Des hydrolats aux propriétés anti-bactériennes seront les meilleurs toniques du monde car ils contribuent à la lutte contre la prolifération des bactéries responsables des imperfections. Dans le même temps, ils apporteront de l'éclat en resserrant les pores, le tout sans jamais, ô grand jamais! dessécher la peau.

Côté soin, ce n'est pas parce qu'une peau est grasse qu'elle ne peut pas se déshydrater. Il faut donc l'hydrater et la protéger avec beaucoup de légèreté. Pour ça, le gel d'aloe vera sera le meilleur des alliés.

Votre routine minimaliste

- Je me démaquille avec une huile sèche : noisette, jojoba ou macadamia.
- Je me nettoie avec un savon surgras saponifié à froid.
- Je purifie ma peau avec un hydrolat de laurier noble.
- J'hydrate et protège ma peau en mélangeant un peu d'huile de nigelle avec du gel d'aloe vera.
- Deux fois par mois, je réalise un masque à l'argile verte.

VOUS AVEZ UNE MAJORITÉ DE « FEUILLES »

Vous avez une peau plutôt normale à mixte. Rien à signaler de particulier, mis à part des petites zones de brillances sur la zone T et peut-être un peu de sécheresse en hiver.

C'est la peau idéale, ni trop sèche, ni trop grasse! Elle nécessite assez peu de soins car il ne faudrait pas dérégler son équilibre parfait. Son nettoyage doit être doux mais quotidien, afin d'ôter la pollution et les impuretés qui pourraient la rendre plus terne. Il faut s'assurer qu'elle soit correctement hydratée afin de prévenir l'arrivée des premiers signes de l'âge... Cela dit, pas la peine d'en faire des tonnes, il faut savoir aussi la laisser se défendre par elle-même, cette petite dame!

Votre routine minimaliste

- Je me démaquille avec une huile sèche : noisette, jojoba ou macadamia.
- Je me nettoie et tonifie ma peau avec un hydrolat de lavande fine.
- J'hydrate et protège ma peau en mélangeant un peu d'huile de noisette avec du gel d'aloe vera.
- Deux fois par mois, je réalise un masque à l'argile rouge pour l'éclat du teint.

VOUS AVEZ UNE MAJORITÉ DE « GOUTTES D'HUILE »

Vous avez une peau plutôt sèche, sensible, réactive. Ça pique, ça gratte, ça tire, la peau est fine et rougit facilement. Vous avez la peau fine comme du papier de soie, il faut la bichonner avec la plus grande douceur.

Côté nettoyage, on adopte les hydrolats de camomille, de bleuet ou de lavande qui nettoient avec beaucoup de douceur. Ils maintiennent le fameux film hydrolipidique qui protège l'épiderme et font en sorte que la peau ne se dessèche pas trop. On oublie les savons et autres gels bourrés de tensioactifs car plus la peau est lavée, plus elle sera décapée et plus elle se desséchera. C'est un cercle vicieux...

Les peaux sèches sont déshydratées. Pour y remédier, on peut les aider avec une petite crème. Les meilleures seront celles qui contiennent des corps gras de qualité, de bons lipides ayant une affinité avec ceux de notre peau, pas de vulgaires huiles minérales aussi pauvres en acides gras qu'une salade ! Les crèmes maison que vous trouverez dans cet ouvrage sont des émulsions qui contiennent des huiles végétales très nourrissantes et protectrices.

Votre routine minimaliste

- Je me démaquille à l'huile de coco ou avec du liniment.
- Je nettoie et tonifie ma peau avec un hydrolat de camomille.
- J'hydrate et protège ma peau en mélangeant un peu d'huile d'amande douce avec du gel d'aloe vera. Pour les peaux matures, on remplacera l'amande douce par de l'huile de bourrache. Je peux également me fabriquer ma propre crème épaisse et riche de type cold-cream (lire page 108).
- J'évite les gommages trop fragilisants, j'exfolie éventuellement ma peau en douceur avec une éponge konjac.

COMMENT DIFFÉRENCIER UNE PEAU SÈCHE D'UNE PEAU DÉSHYDRATÉE ?

La peau sèche correspond à un type de peau ; une personne présentant ce type de peau l'aura à vie. La peau déshydratée correspond à un état plus ou moins passager, tout le monde peut avoir une peau déshydratée, quel que soit son type de peau à la base. Pour différencier une peau sèche d'une peau déshydratée, il suffit de se regarder dans un miroir. Si la peau tiraille tout le temps, qu'elle est rêche au toucher et qu'elle a tendance à peler, c'est qu'elle est sèche. Si au contraire elle tiraille de manière ponctuelle, mais qu'elle reste plutôt lisse sans desquamer, c'est qu'elle est simplement déshydratée. La déshydratation est assez fréquente, surtout si on a tendance à la décaper avec les nettoyants agressifs du commerce. Le chauffage en hiver, la climatisation en été, l'utilisation de produits détergents, le stress ou encore le fait de ne pas boire assez peuvent être responsables de ce phénomène. La bonne nouvelle c'est que cet état n'est pas permanent et qu'il existe des solutions pour la réhydrater.

Peau sèche : du gras, du gras, du gras !

Une peau sèche est forcément déshydratée : épaisse comme peau de chagrin, sans film hydrolipidique protecteur, elle perd plus d'eau que les autres et se déshydrate. Pour la réparer, il lui faudra de l'eau, mais surtout du « gras » protecteur afin de pallier cette absence de « manteau bienfaiteur ». On mise sur les crèmes riches, les baumes ou les bonnes huiles végétales.

Peau déshydratée : boire, boire, boire !

La peau déshydratée a besoin de beaucoup d'eau, et le meilleur moyen de lui en apporter c'est tout simplement de boire. L'hydratation de la peau se faisant uniquement de l'intérieur ! Côté cosmétique, il est intéressant d'utiliser des crèmes fluides contenant des actifs humectants, c'est-à-dire qui retiennent l'eau à la surface de la peau.

RECETTES VISAGE

Nourrissante
Protectrice
Réparatrice

HUILE REINE DE BEAUTÉ

Un sérum huileux sur mesure avec deux ingrédients pour une peau pimpante, c'est royal !

5 minutes | Pour un flacon de 30 ml | Conservation 6 mois

INGRÉDIENTS

Une huile végétale au choix
30 ml (remplir le flacon)

> PEAU MATURE :
huile de bourrache

> PEAUX MIXTE À GRASSE ET NORMALE :
huile de noisette

> PEAU SÈCHE :
huile d'olive

> PEAU SENSIBLE :
huile d'amande douce

Une huile essentielle au choix
7 gouttes

> PEAU MATURE :
huile essentielle de romarin à verbénone
Cicatrisante, régénérante cutanée

> PEAU MIXTE À GRASSE :
huile essentielle de tea tree
Antiseptique, antifongique, antibactérienne

> PEAU NORMALE :
huile essentielle de géranium rosat
Resserre les pores, tonique cutanée, régénérante

> PEAU SÈCHE :
huile essentielle de lavande fine
Cicatrisante, apaisante, régénérante

> PEAU SENSIBLE :
huile essentielle de camomille romaine
Apaisante, antiallergique, anti-inflammatoire

Vitamine E
4 gouttes

Comment l'utiliser ?

Faites pénétrer 3 à 4 gouttes de sérum sur le visage matin et/ou soir. Ce sérum huileux s'applique avant la crème, mais peut aussi la remplacer 1 jour sur 2.

Mon truc en plus

Je remplace ma crème de soin pour le visage par ce petit sérum tout simple, et pour le côté hydratant, j'applique du gel d'aloe vera ou du gel de lin juste avant.

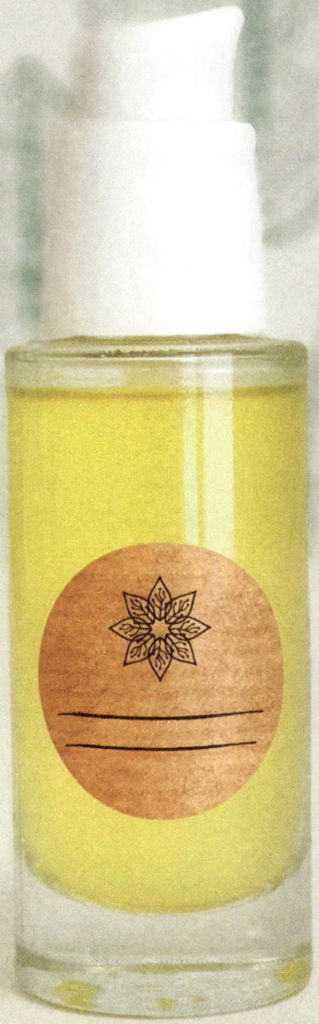

Une huile végétale au choix
30 ml (voir page ci-contre)

Une huile essentielle au choix
7 gouttes (voir page ci-contre)

Vitamine E
4 gouttes

PRÉPARATION

Mélangez tous les ingrédients un à un dans un bol ou directement dans le flacon. Secouez, c'est prêt !

Gommant
Réparateur
Repulpant

GOMMAGE LÈVRES COMPLÈTEMENT GIVRÉ

C'est un secret de beauté bien gardé ce gommage : il exfolie, nourrit, repulpe les lèvres et les colore à la fois... Alors motus et bouche cousue !

10 minutes

Pour un pot de 30 ml

Conservation env. 6 mois

INGRÉDIENTS

Huile de coco fondue
2 c. à c.

Huile d'amande douce
3 c. à c.

Huile essentielle de menthe poivrée
5 gouttes

Sucre en poudre fin
11 c. à c. rases

Pigment mica rose (optionnel)
2 pointes de couteau

1. Faites fondre l'huile de coco et l'huile d'amande douce au bain-marie. Attention à ne pas surchauffer le mélange afin de ne pas dénaturer les huiles végétales qui sont sensibles à la chaleur.
2. Une fois le mélange fondu, retirez du bain-marie et ajoutez le pigment. Mélangez bien pour obtenir une préparation homogène.
3. Ajoutez le sucre en poudre puis l'huile essentielle et homogénéisez le tout.
4. Attendez que la préparation refroidisse puis transférez dans un contenant désinfecté.

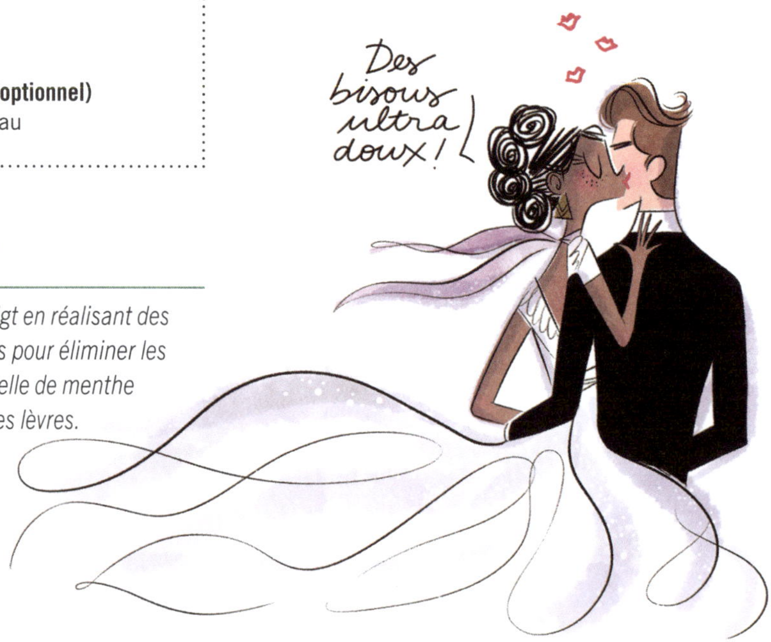

Comment l'utiliser ?

Appliquez le gommage au doigt en réalisant des petits mouvements circulaires pour éliminer les peaux mortes. L'huile essentielle de menthe poivrée rafraîchit et repulpe les lèvres. Le mica colorera légèrement votre bouche. Léchez-vous ensuite les babines pour retirer l'excédent !

Le saviez-vous ?

Vous pouvez utiliser de l'huile de coco alimentaire, c'est exactement la même que celle utilisée en cosmétique. Choisissez-la bio et vierge, c'est-à-dire extraite par pression à froid, non désodorisée et non raffinée.

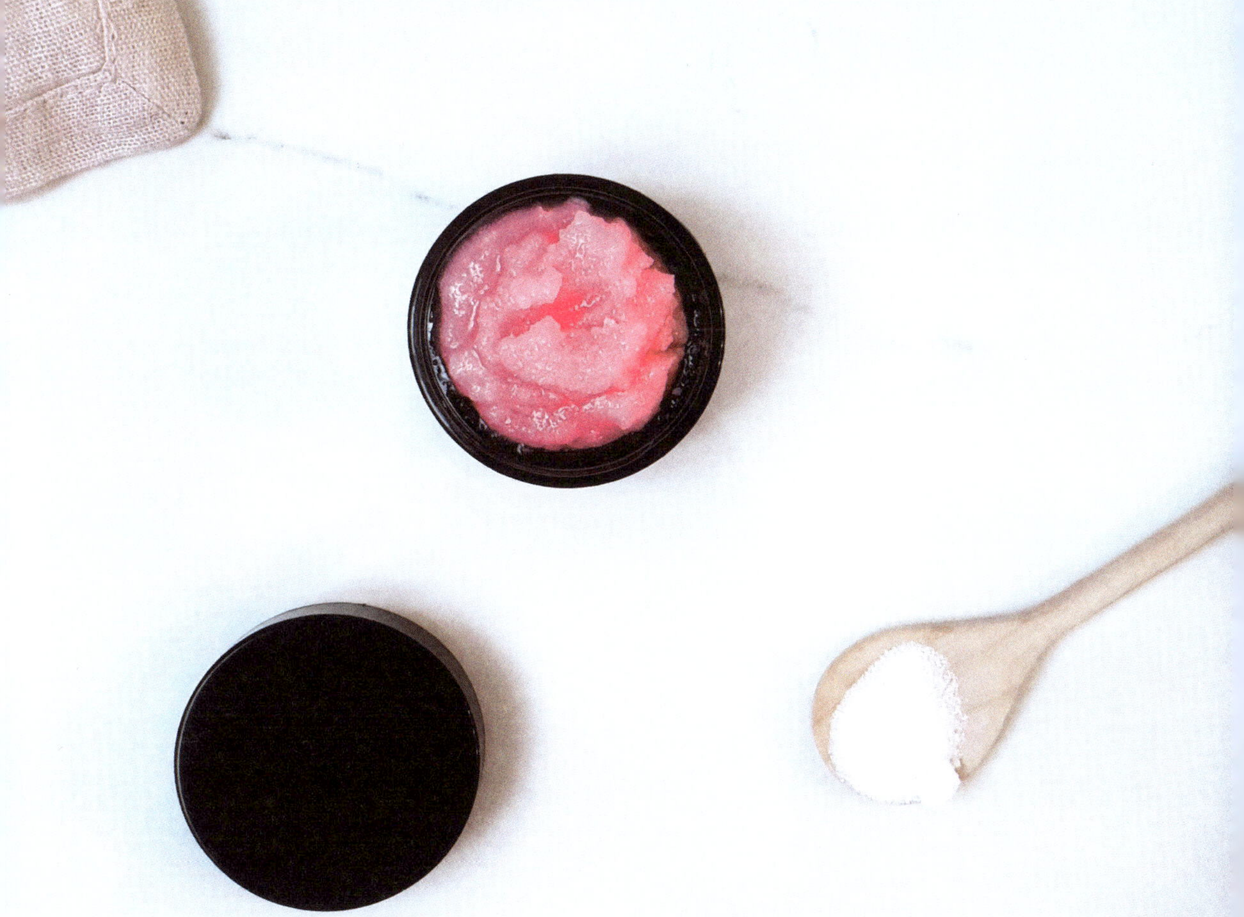

Cette recette est déconseillée aux femmes enceintes et allaitantes mais aussi aux enfants de moins de 6 ans et aux personnes épileptiques de par la présence d'huile essentielle de menthe poivrée. Cela dit, il est possible de ne pas en ajouter et de réaliser la recette sans huile essentielle.

Le saviez-vous ?

Les eaux micellaires sont utilisées à tort comme lotion tonique. Il s'agit avant tout d'un produit nettoyant. Elles contiennent des tensioactifs qui forment des micelles et permettent de nettoyer la peau. Il est donc nécessaire de les rincer, contrairement à ce que l'on peut lire sur les étiquettes. Elles servent à démaquiller et non à apaiser ou traiter la peau.

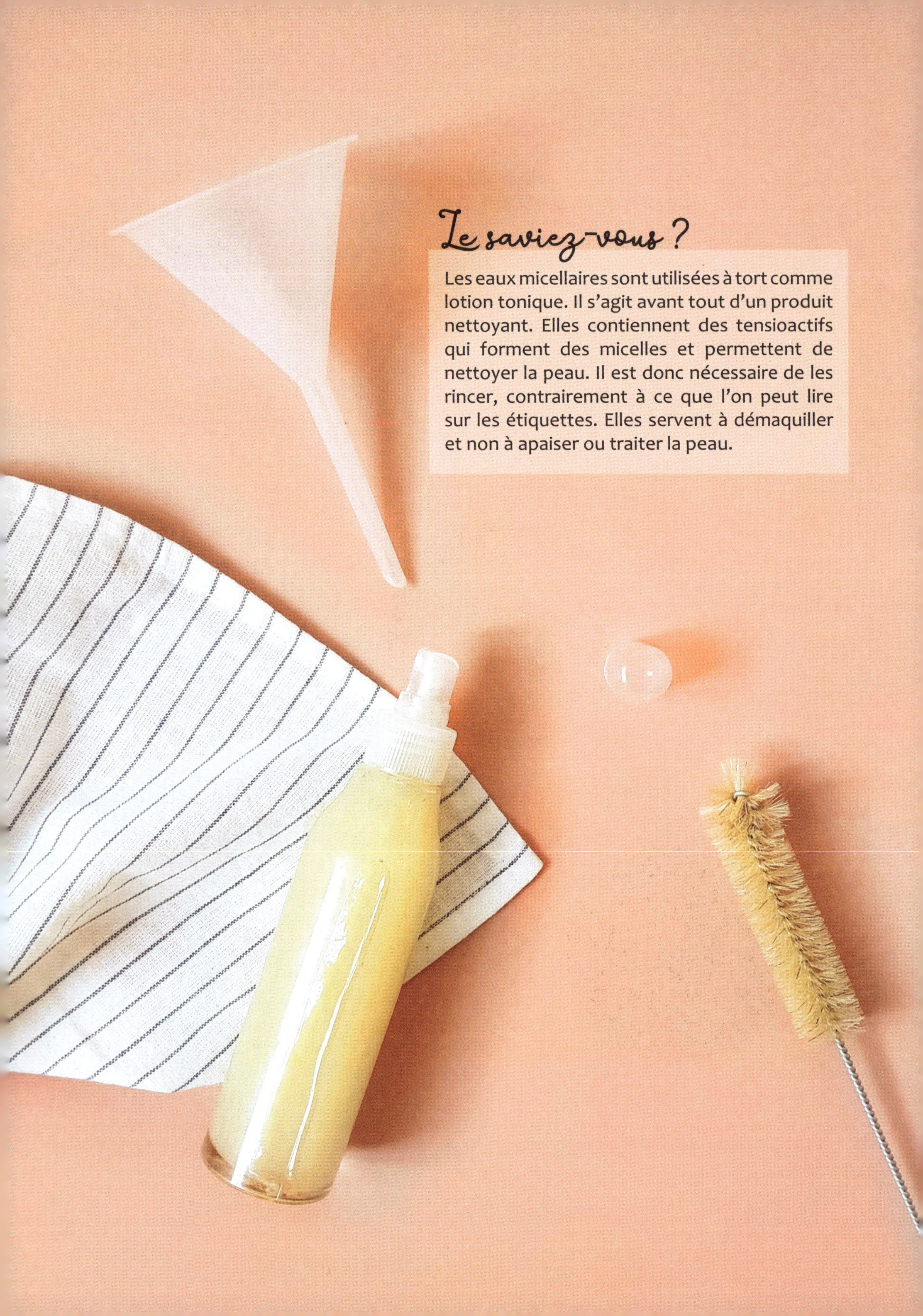

Hydratante
Purifiante
Astringente

LOTION TONIK'

Une eau qui envoie du pep's à votre épiderme tout en apportant douceur et hydratation ! Personnalisez-la avec les hydrolats les plus adaptés à votre type de peau.

5 minutes	150 ml (avec bouchon ou vaporisateur)	Conservation env. 1 mois (se conserve mieux au réfrigérateur)

INGRÉDIENTS

Propolis
1 c. à c.

Glycérine
1 c. à s.

Extrait de pépins de pamplemousse
20 gouttes

Hydrolats au choix :
à parts égales et en quantité suffisante pour 150 ml

> PEAU MATURE :
hydrolats de lavande + rose

> PEAU MIXTE À GRASSE :
hydrolats de laurier + romarin

> PEAU NORMALE :
hydrolats de lavande + bleuet

> PEAU SENSIBLE /RÉACTIVE :
hydrolats de camomille + bleuet

> PEAU À ROUGEURS :
hydrolats d'hélichryse + camomille

1. Versez la propolis, la glycérine et l'extrait de pépins de pamplemousse directement dans le flacon désinfecté à l'aide d'un entonnoir.
2. Ajoutez-y les deux hydrolats choisis à parts égales pour remplir la totalité du flacon.
3. Refermez le flacon, secouez, c'est prêt !

Comment l'utiliser ?

Appliquez la lotion le soir après votre démaquillage et le matin pour nettoyer la peau. Elle s'utilise sans rinçage, mais il est possible de tamponner avec une éponge konjac ou un carré lavable pour mieux la faire pénétrer.

Nettoyant
Adoucissant
Protecteur

LAIT DÉMAQUILLANT
GO TO BED

Un lait à la texture onctueuse qui vous enveloppe pour aller au lit, la peau propre et douce comme un bébé.

15 minutes

Pour un flacon de 100 ml (avec bouchon ou pompe)

Conservation env. 3 mois

INGRÉDIENTS

Huile de noisette
8 c. à s.

Huile de coco fondue
4 c. à s.

Cire d'abeille
½ c. à c. rase

Eau de chaux
9 c. à s.

Arrow-root
1 c. à s. rase

Vitamine E
6 gouttes

1. Versez l'huile de noisette, l'huile de coco et la cire d'abeille dans un bol, puis placez-le au bain-marie. Mélangez pour que le tout fonde plus rapidement.
2. Sortez la préparation du bain-marie lorsque la cire d'abeille est totalement fondue.
3. Incorporez alors l'eau de chaux petit à petit dans la phase huileuse, en mélangeant vigoureusement au fouet.
4. Continuez de mélanger pendant que la préparation refroidit, elle va commencer à s'épaissir.
5. Ajoutez l'arrow-root et mélangez. Versez enfin la vitamine E.
6. Transférez le lait démaquillant dans un contenant propre et désinfecté.

Comment l'utiliser ?

Appliquez le lait démaquillant avec les doigts en insistant légèrement sur les yeux s'ils sont maquillés. Enlevez ensuite l'excédent avec un carré démaquillant lavable. Terminez en appliquant sur votre visage un hydrolat pour rétablir le pH de la peau.

Mon petit conseil

Cette recette est inspirée de celle du liniment oléo-calcaire (voir page 154). Tout comme il nettoie les fesses d'un bébé, ce lait ôte le maquillage en douceur. Son côté surgras dissout les pigments et élimine les impuretés. Son pH est naturellement alcalin; initialement il neutralise l'acidité des urines. Il est donc nécessaire de passer un hydrolat acide sur le visage pour réajuster le pH afin qu'il corresponde à celui de la peau (environ de 6).

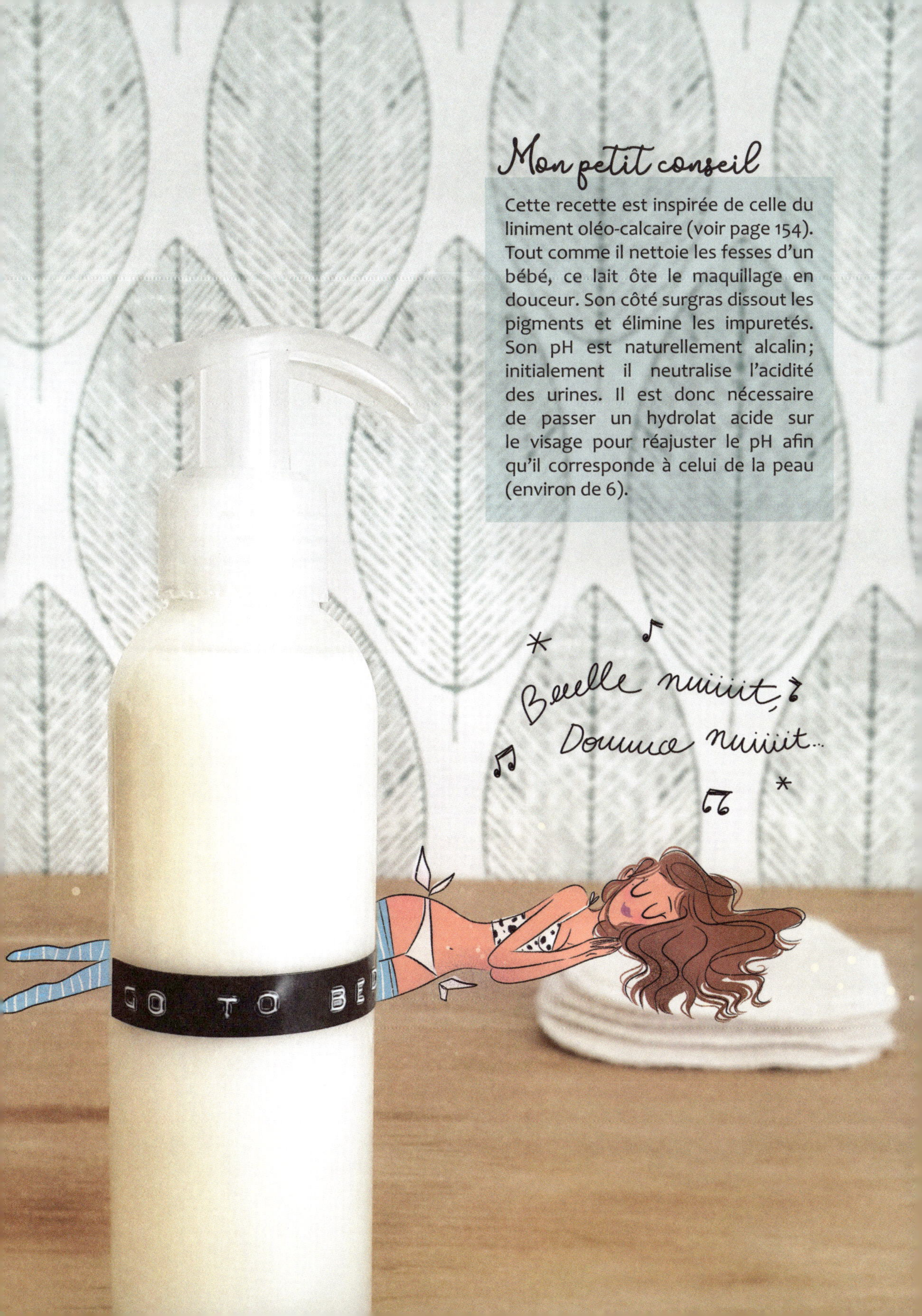

Protecteur
Cicatrisant
Nourrissant

BEURRE DE CACAO
MIAM Ô MIAM

Un beurre de cacao tellement naturel qu'on en mangerait ! Il nourrit, répare et laisse un film protecteur sur les lèvres.

15 minutes	Pour 2 pots en verre de 7 ml	Conservation env. 6 mois

INGRÉDIENTS

Beurre de cacao
2 c. à c. rases

Cire d'abeille
½ c. à c. rase

Huile d'amande douce
4 c. à c.

Miel
1 pointe de couteau

Vitamine E
1 goutte

1. Faites fondre tous les ingrédients au bain-marie sauf la vitamine E.
2. Mélangez la préparation pour favoriser une fonte rapide sans trop monter en température.
3. Une fois le mélange fondu, ajoutez la vitamine E puis versez dans deux petits pots propres et désinfectés.
4. Laissez refroidir pendant 24 heures.

Le saviez-vous ?

Le beurre de cacao ne doit pas être surchauffé sinon vous risqueriez de le « cuire ». Ainsi, il faut éviter de dépasser la température de 45 °C sous peine de modifier sa structure et d'avoir une cristallisation uniforme. La texture du baume pourrait alors ne pas être homogène, laissant se former de petits morceaux solides.

Comment l'utiliser ?

Prélevez un peu de baume avec le doigt puis passez-le sur vos lèvres. Vous pouvez l'utiliser autant de fois que nécessaire !

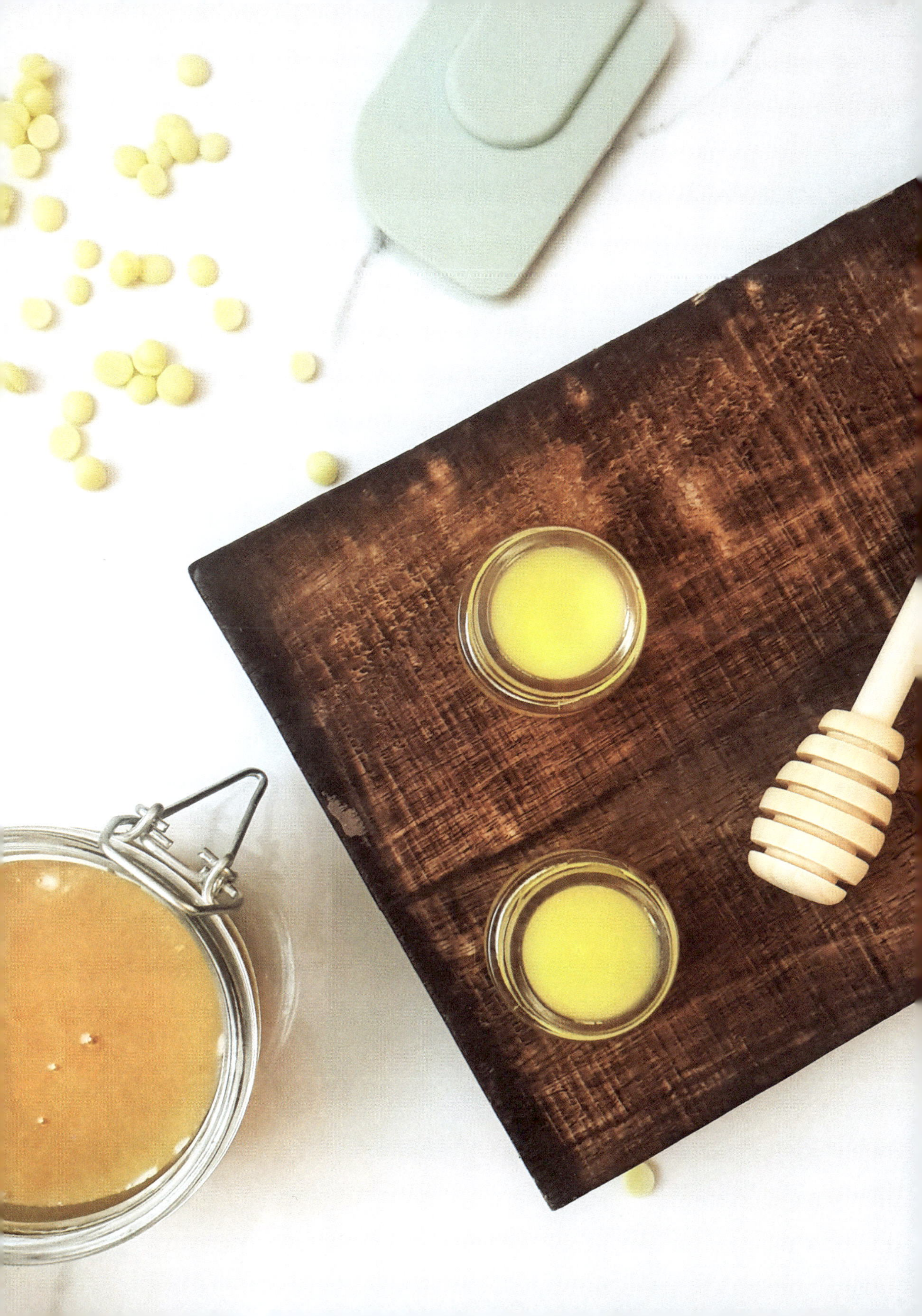

Réparateur
Assouplissant
Nourrissant

SÉRUM DE NUIT
VANILLA SKIN

Cet élixir de beauté nourrit, répare, assouplit et donne bonne mine. On ne dit pas non à son petit côté anti-âge apporté par l'huile de bourrache aux propriétés régénérantes. Son parfum sucré et gourmand vous laissera à croquer…

5 minutes	Pour un flacon de 30 ml	Conservation 6 mois

Comment l'utiliser ?

Faites pénétrer 3 à 4 gouttes du sérum sur le visage et le décolleté le soir. Ce sérum huileux remplacera votre crème de nuit. Très doux, il peut être utilisé au niveau du contour des yeux.

Le saviez-vous ?

Notre peau est un oiseau de nuit: alors que vous êtes tombé dans les bras de Morphée, votre épiderme, lui, travaille dur pour faire peau neuve. Le renouvellement cellulaire atteint son apogée lorsque nous dormons. Ce phénomène a une explication: la nuit, la peau bénéficie d'une certaine tranquillité vis-à-vis de ses pires ennemis que sont le soleil, la pollution ou encore les allergènes, elle peut alors se recentrer sur elle-même et penser à son renouvellement. Son pic d'activité se situe entre 23 heures et 3 heures du matin, pendant que vous roupillez tranquillement, votre peau bosse! Ses cellules se multiplient plus vite, de nouvelles petites cellules apparaissent pour remplacer les plus vieilles qui ont fait leur temps. Parallèlement à cela, la circulation sanguine s'accélère et favorise les échanges. Les nutriments sont mieux acheminés et les toxines sont mieux éliminées. La peau étant moins sur la défensive, elle est aussi plus perméable et donc plus à même de recevoir des soins réparateurs. Les sérums huileux anti-âge seront d'autant plus actifs et bénéfiques s'ils sont appliqués avant d'aller se coucher.

Mon truc en plus

Il vous reste un peu de sérum sur les doigts ? Ne vous lavez pas les mains, non non ! Profitez-en pour nourrir les pointes sèches de votre crinière !

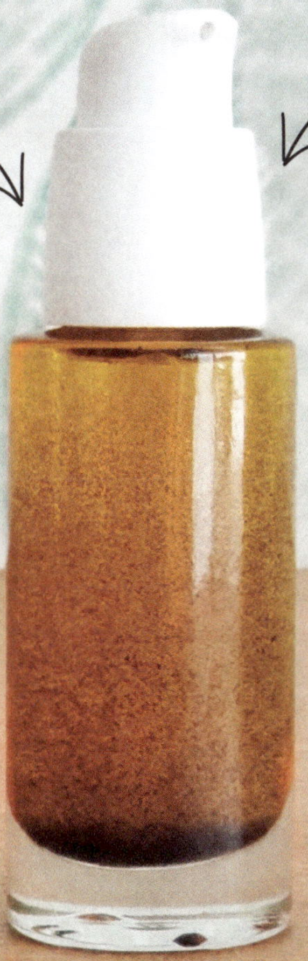

Huile de noisette
15 ml soit la moitié du flacon

Macérât de carotte
7,5 ml soit ¼ de flacon

Huile de bourrache
7,5 ml soit ¼ de flacon

Extrait naturel de vanille
15 gouttes

Vitamine E
4 gouttes

PRÉPARATION

Mélangez tous les ingrédients directement dans le flacon.
Secouez, c'est prêt !

Protecteur
Lissant
Anticernes

SÉRUM ŒIL DE BICHE

Ce contour des yeux nourrit, lisse et active la microcirculation. Adieu cernes violacés, et bonjour regard lumineux ! Personnalisez-le en fonction de votre âge et de votre type de peau.

5 minutes	Pour un flacon de 15 ml	Conservation 6 mois

Une huile végétale au choix
Quantité suffisante pour remplir le flacon

> PEAU MATURE : huile de bourrache

> PEAU JEUNE / NORMALE : huile de noisette

> PEAU TRÈS SÈCHE : huile d'olive ou d'amande douce

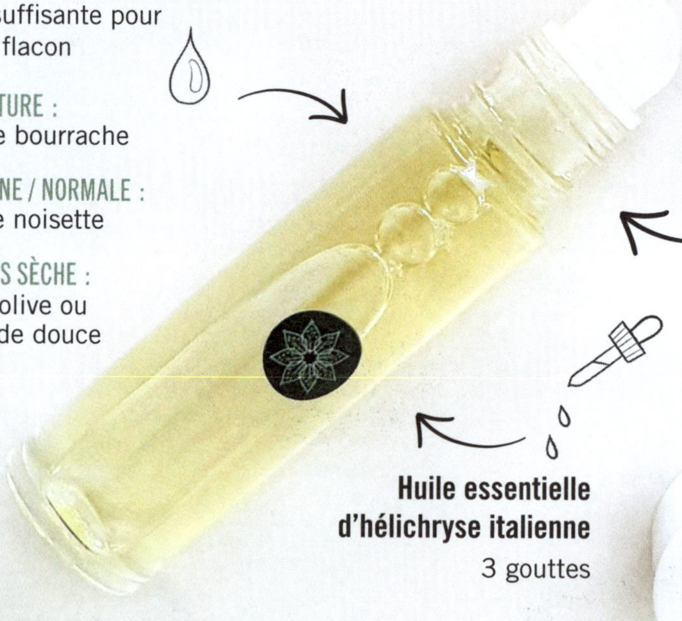

Vitamine E
2 gouttes

Huile essentielle d'hélichryse italienne
3 gouttes

PRÉPARATION

Mélangez tous les ingrédients directement dans le flacon. Secouez, c'est prêt ! Massez le contour des yeux avec une petite goutte du sérum. Ce sérum peut être utilisé de jour comme de nuit.

Recette déconseillée aux femmes enceintes et allaitantes.

Exfoliant
Adoucissant
Hydratant

GOMMAGE EXPRESS
PEAU DE BANANE

Stop ! Ne jetez pas la peau de banane avant d'avoir retrouvé un teint frais et lumineux. Un gommage zéro déchet à qui veut diminuer son impact sur la planète tout en prenant soin de soi.

5 minutes

Pour un gommage du visage

À utiliser juste après confection

INGRÉDIENTS

Une peau de banane

Un exfoliant doux au choix
Sucre, marc de café, bicarbonate de soude

1. Saupoudrez tout simplement l'exfoliant sur l'intérieur de la peau de banane.

Comment l'utiliser ?

Passez la peau de banane exfoliante sur votre visage humide en exerçant de petits mouvements circulaires. Rincez abondamment à l'eau claire, admirez votre teint radieux, ça y est vous avez la banane ?

Le saviez-vous ?

La peau de la banane est riche en mucilages, des substances végétales qui ont le pouvoir de gonfler avec l'eau et de former un gel. En captant l'eau, ils boostent l'hydratation de la peau en surface et l'adoucissent. Cette peau renferme aussi des vitamines A et C qui sont de véritables anti-âge. Et ce n'est pas fini, on y trouve également de nombreux minéraux qui revitalisent l'épiderme.

Démaquillante
Apaisante
Purifiante

EAU DÉMAQUILLANTE
DOUBLE FACE

Dites tchao à votre make-up tout en douceur avec cette eau qui enlève absolument tout ! Son côté biface permet à la fois de démaquiller mais aussi de rafraîchir et purifier. Alors que l'huile ôte le maquillage, l'eau de lavande resserre les pores, assainit et tonifie !

5 minutes	Pour un flacon de 50 ml	Conservation 1 mois

Comment l'utiliser ?

Secouez l'eau démaquillante avant utilisation, appliquez-la sur le visage à l'aide d'un carré démaquillant lavable. Insistez légèrement sur les yeux si vous avez du mascara.

Le saviez-vous ?

Le maquillage s'enlève soit avec un corps gras soit avec un produit contenant des tensioactifs, c'est-à-dire des ingrédients nettoyants. Ces dernières années, le produit star c'était l'eau micellaire ! Quand on se penche de plus près sur les compos de ces eaux, on s'aperçoit qu'elles contiennent majoritairement de l'eau mais aussi des tensioactifs, qui permettent d'enlever le maquillage en formant des petites micelles. Ces molécules emprisonnent le maquillage et le gras pour les solubiliser dans l'eau. Tout irait bien si ces tensioactifs n'étaient pas des détergents, la plupart du temps synthétiques et plutôt du genre agressif... Le comble, c'est que généralement cette eau n'est pas rincée, ces substances ont alors tout le loisir de pénétrer tranquillement l'épiderme... En résulte alors une peau irritée, sensibilisée et pas toujours très bien démaquillée. L'eau micellaire n'est donc ni un tonifiant, ni un apaisant mais bien un produit nettoyant à la compo pas toujours très clean... S'il y a bien un produit minimaliste et 100 % naturel intéressant pour le démaquillage, ce sont les huiles végétales. Ces corps gras solubilisent le make-up avec douceur. Elles sont redoutablement efficaces et fonctionnent même sur les produits waterproof ! On les utilise en binôme avec un hydrolat qui viendra à son tour tonifier et enlever l'excédent d'huile.

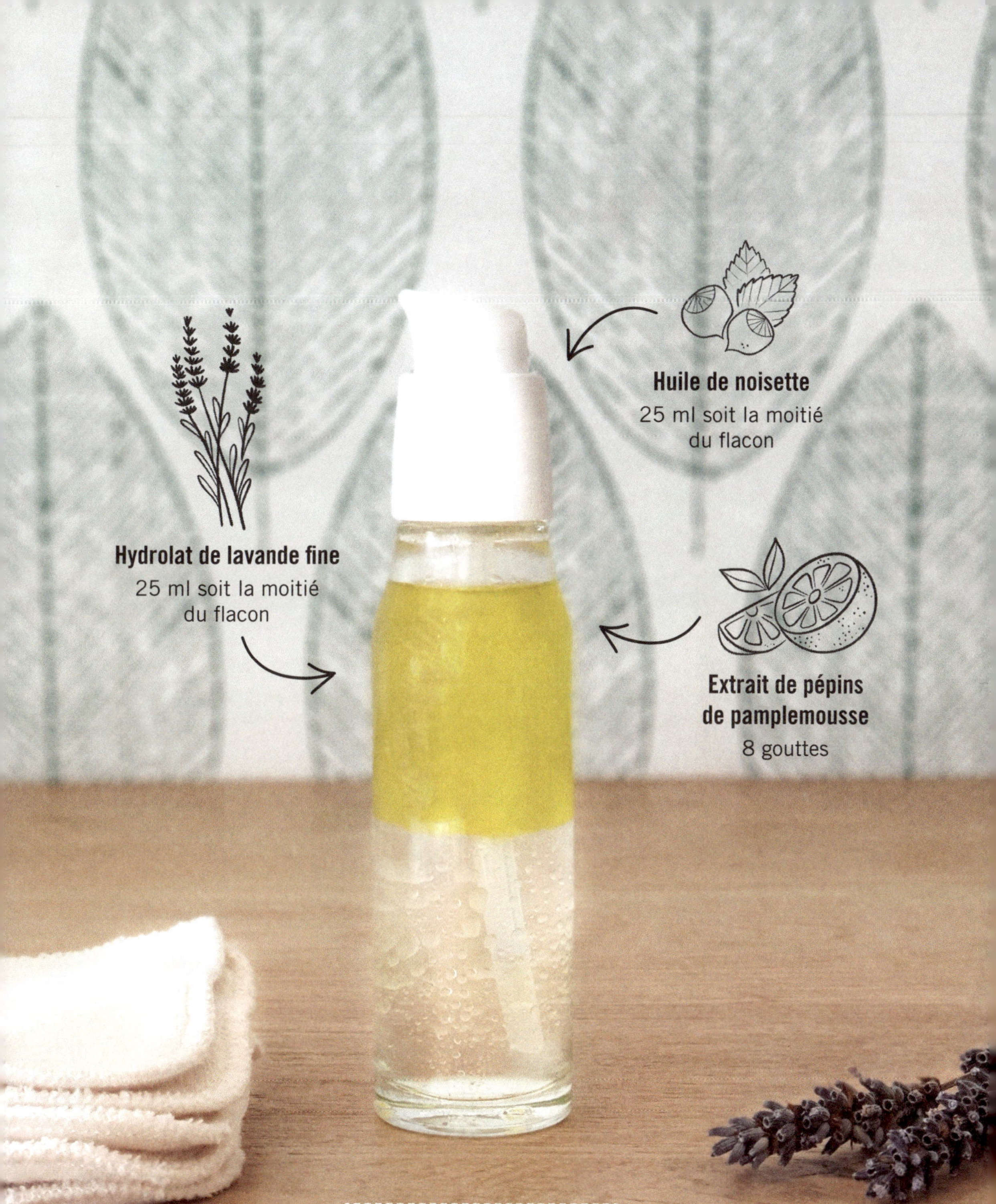
Huile de noisette
25 ml soit la moitié du flacon
Hydrolat de lavande fine
25 ml soit la moitié du flacon
Extrait de pépins de pamplemousse
8 gouttes

PRÉPARATION

Mélangez tous les ingrédients directement dans le flacon.
Secouez, c'est prêt !

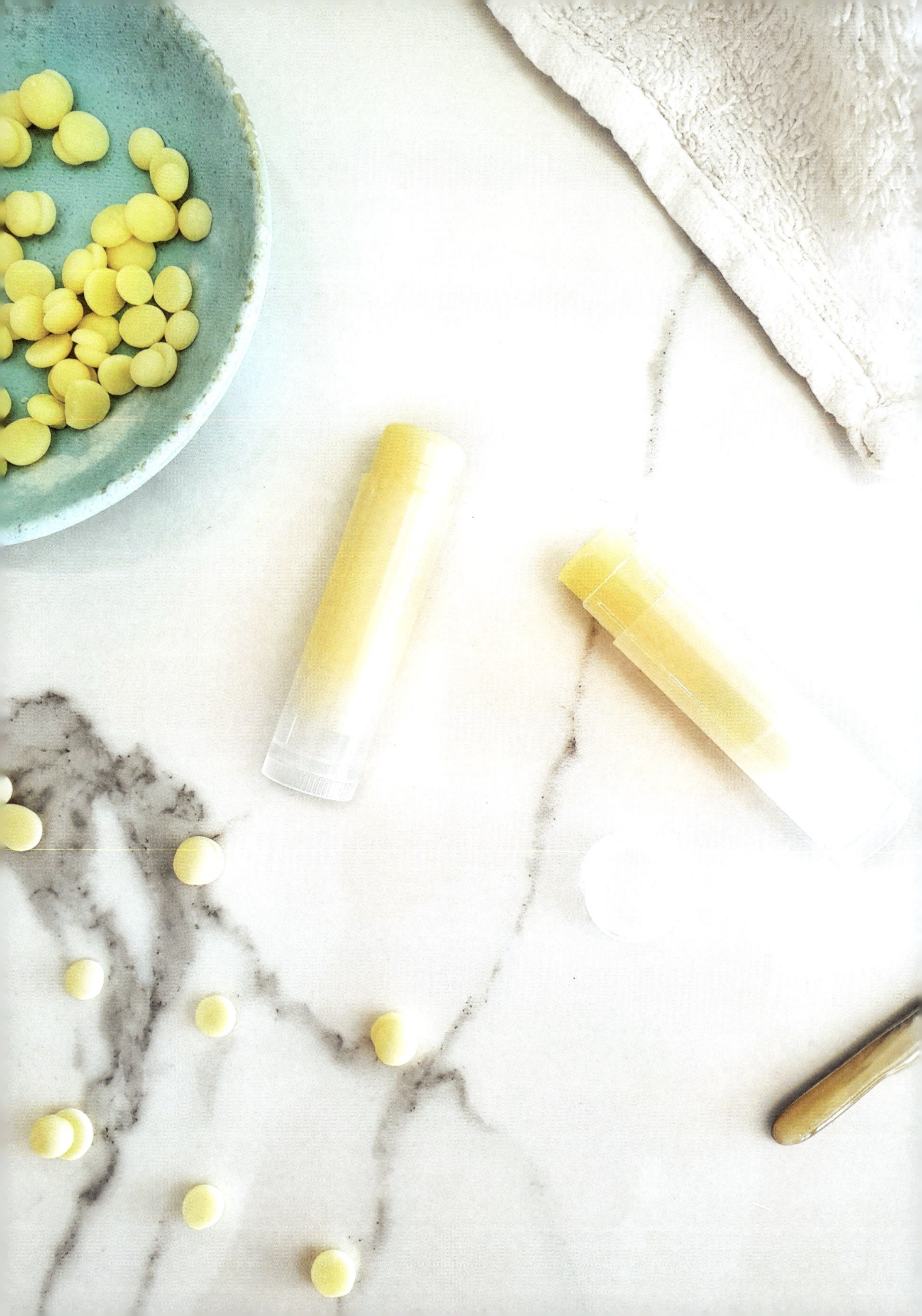

Protecteur
Nourrissant
Réparateur

STICK À LÈVRES S.O.S.

Ce baume chouchoute les lèvres et les recouvre d'un film costaud pour les protéger de toutes sortes d'agressions.

15 minutes | Pour 2 tubes de baume à lèvres | Conservation 6 mois

INGRÉDIENTS

Beurre de cacao
2 c. à c. rases et demie

Cire d'abeille
1 c. à c. rase et demie

Huile de coco fondue
2 c. à s.

Huile essentielle au choix
1 goutte
> Lavande fine
> Géranium rosat
> Menthe poivrée
> Camomille romaine

Vitamine E
1 goutte

1. Faites fondre tous les ingrédients au bain-marie sauf la vitamine E et l'huile essentielle.
2. Mélangez la préparation pour favoriser une fonte rapide sans trop monter en température.
3. Une fois le mélange fondu, ajoutez la vitamine E et l'huile essentielle puis versez dans deux tubes.
4. Laissez refroidir pendant 24 heures.

Comment l'utiliser ?

Appliquez sur les lèvres plusieurs fois par jour si nécessaire.

Le saviez-vous ?

Les lèvres sont dépourvues de film hydrolipidique, le film protecteur qui recouvre l'épiderme. Elles ne possèdent pas non plus de glandes sébacées et se dessèchent facilement. Le léchage permanent des lèvres ne fait qu'empirer la chose, la salive humide desséchant et retirant le peu de sébum ayant réussi à migrer jusque-là. Les huiles et beurres végétaux pallient tout cela et lubrifient les lèvres. Leur effet filmogène protège sans jamais étouffer contrairement aux silicones et autres huiles minérales présentes dans les sticks du commerce.

Astringent
Tonifiant
Purifiant

MASQUE VISAGE
BAS LES PORES

Purifier sa peau, on aime ça ! Si en plus on la débarrasse de la pollution, on l'exfolie légèrement et on l'aide à resserrer ses pores, on aime encore plus ! C'est tout ce que fait ce masque enrichi en huile essentielle de géranium qui tonifie l'épiderme.

5 minutes

Pour un masque visage minute

INGRÉDIENTS

Une argile au choix
5 c. à s. rases

> PEAU GRASSE, MIXTE À IMPERFECTIONS : argile verte

> PEAU SENSIBLE, FRAGILE : argile blanche

> PEAU TERNE : argile rouge

Un hydrolat au choix
3 c. à s.

> TOUS TYPES DE PEAUX : hydrolat de lavande fine

> PEAU GRASSE À IMPERFECTIONS : hydrolat de laurier

> PEAU MATURE : hydrolat de rose

> PEAU SENSIBLE, RÉACTIVE : hydrolat de camomille

Huile d'olive
½ c. à c.

Huile essentielle de géranium
1 goutte

1. Versez l'argile dans un bol en verre ou en céramique. Ajoutez ensuite, petit à petit, l'hydrolat, tout en mélangeant avec une cuillère en bois ou une petite maryse en silicone.
2. Vous devez obtenir une pâte épaisse et lisse, ni trop liquide ni trop dense. Rajoutez un peu d'hydrolat ou d'argile si la texture ne vous semble pas correcte.
3. Terminez en ajoutant l'huile d'olive et l'huile essentielle de géranium. Utilisez le masque sans plus attendre !

Comment l'utiliser ?

Appliquez en couche épaisse sur le visage en évitant le contour des yeux. Laissez poser 5 à 10 minutes puis rincez à l'eau claire. Le masque ne doit pas sécher sinon il desséchera votre peau. Vaporisez un peu d'eau sur votre visage pour éviter ce phénomène. Cette préparation est à utiliser immédiatement, sans conservateur elle ne peut pas se garder. Vous pouvez réaliser ce soin 1 à 2 fois par mois.

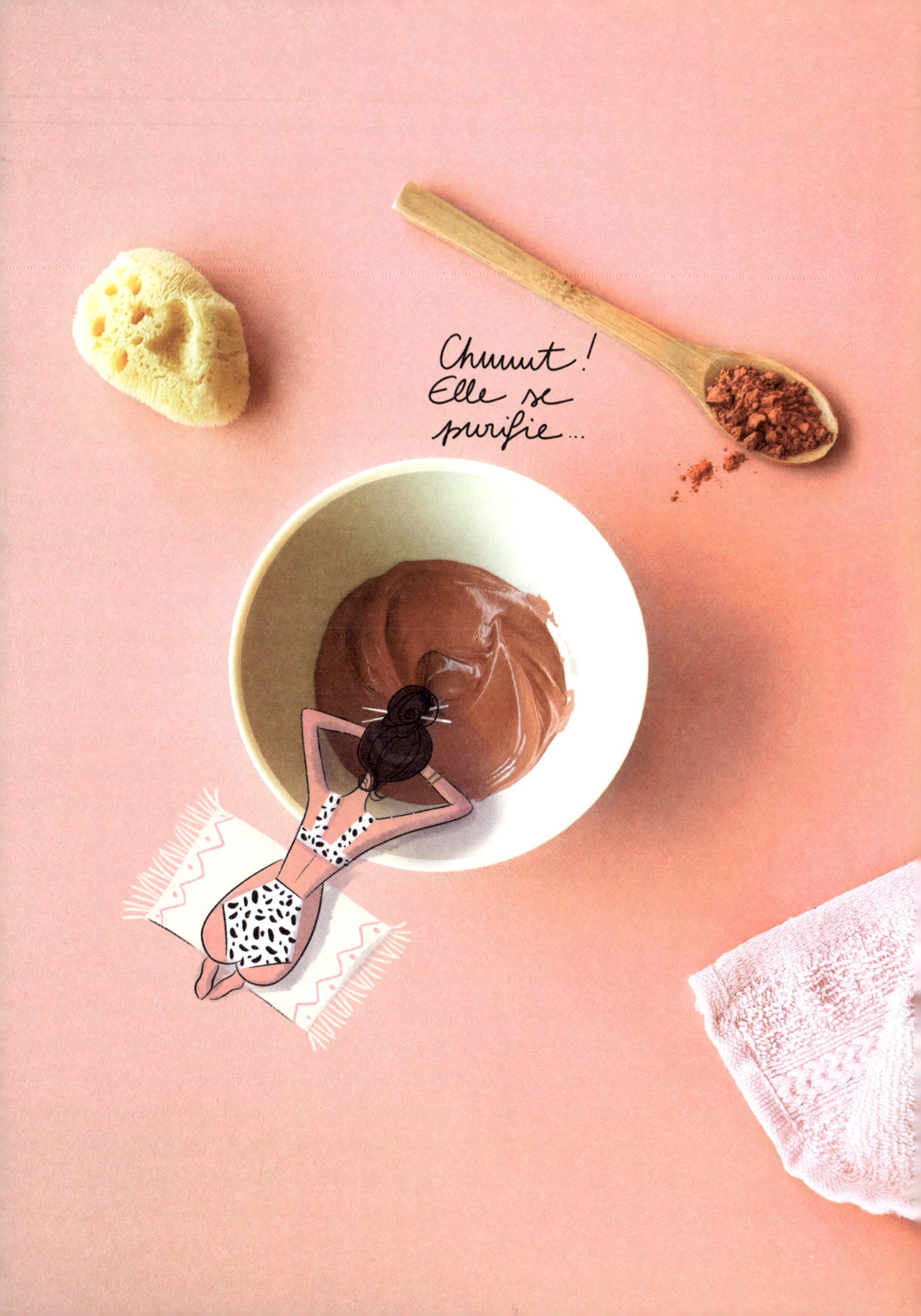
Chuuut !
Elle se
purifie...

Hydratante
Lissante
Repulpante

GELÉE HYDRATANTE AU LIN

On connaît le gel d'aloe vera qui n'est plus à présenter ! Eh bien voici sa version locale, made in France, le gel de lin fabriqué à partir des petites graines de la plante. Il regorge de bonnes choses pour la peau et les cheveux et en plus il est super simple à fabriquer.

20 minutes

Env. 100 ml de gelée

Conservation env. 1 mois au réfrigérateur

INGRÉDIENTS

Graines de lin
4 c. à s. rases

Eau
200 ml

Extrait de pépins de pamplemousse
15 gouttes

1. Dans une petite casserole, portez à ébullition l'eau et les graines de lin.
2. Laissez ensuite chauffer à petit feu pendant 10 minutes.
3. Filtrez la préparation grâce à une passoire très fine. C'est l'étape la plus délicate car il faut essayer d'extraire le plus de gel possible. Vous pouvez presser les graines à l'aide d'une fourchette pour vous aider.
4. Ajoutez ensuite l'extrait de pépins de pamplemousse.
5. Transférez dans un contenant propre et désinfecté.

Comment l'utiliser ?

Appliquez sur le visage le matin ou le soir à la place de votre crème de jour ou en supplément de celle-ci. Ce gel peut aussi s'appliquer sur les cheveux en masque ou en démêlant. Vous pouvez utiliser ce gel dans vos recettes de cosmétiques maison à la place du gel d'aloe vera ou en ingrédient de la phase aqueuse.

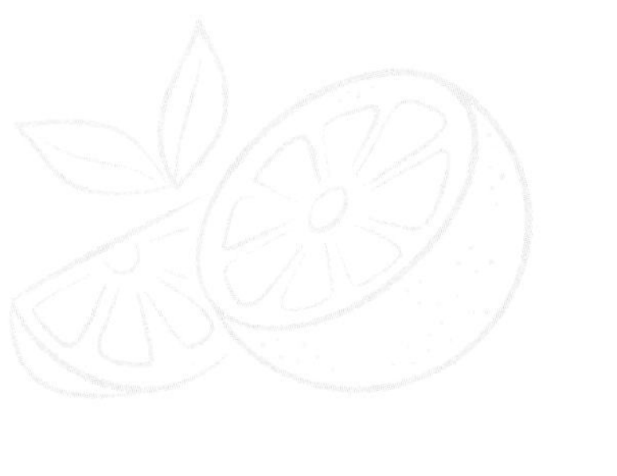

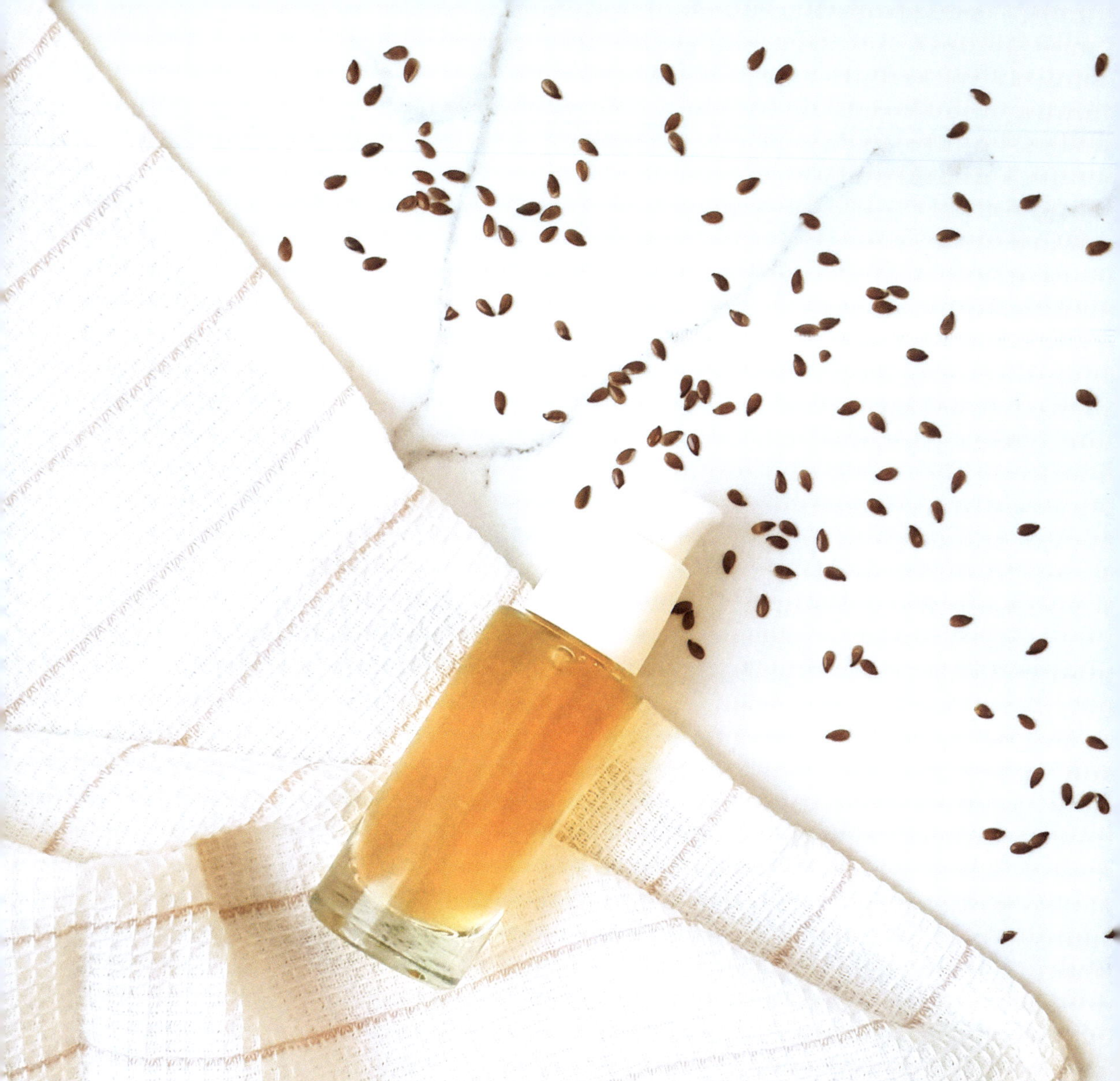

Le saviez-vous ?

Les graines de lin renferment des quantités importantes d'un mucilage, une molécule qui gonfle avec l'eau, c'est grâce à elle que l'on peut fabriquer notre gel. Ce mucilage est particulièrement protecteur pour l'épiderme. Les graines magiques de lin contiennent également des polyholosides, des sucres complexes qui ont la capacité de retenir l'eau à la surface de la peau pour l'hydrater. Ces polyholosides sont aussi connus pour stimuler la synthèse de l'acide hyaluronique, qui repulpe et donne du volume. Le gel de lin est donc un excellent actif anti-âge. Il est idéal pour le contour des yeux du fait de ses propriétés hydratantes et lissantes. De plus, si vous le conservez au frais, vous apporterez un effet décongestionnant non négligeable. Côté crinière, le mucilage du lin épaissit la fibre capillaire et la gaine. Il enrobe le cheveu pour lui redonner sa superbe et plus de tenue.

RECETTES CORPS

Hydratante
Nourrissante
Protectrice

COLD-CREAM
WINTER IS COMING

Un soin costaud pour les peaux très sèches qui ne vous laissera pas de glace !

30 minutes

Pour un pot de 50 ml

Conservation env. 1 mois au réfrigérateur

INGRÉDIENTS

Hydrolat de rose
4 c. à c.

Gel d'aloe vera
4 c. à c.

Cire d'abeille
½ c. à c. rase

Huile d'amande douce
11 c. à c.

Arrow-root ou amidon de maïs
½ c. à c.

Extrait de pépins de pamplemousse
8 gouttes

Comment l'utiliser ?

Cette crème peut être appliquée matin et soir sur tout le corps. Vous pouvez l'utiliser sur le visage si vous avez la peau sèche.

1. Préparez le bain-marie.
2. Commencez par mettre l'hydrolat de rose et le gel d'aloe vera dans un bol puis placez-le au bain-marie.
3. Mettez la cire d'abeille et l'huile d'amande douce dans un autre bol puis placez-le au bain-marie.
4. Cessez de chauffer lorsque la cire d'abeille est totalement fondue. Retirez les deux bols du bain-marie.
5. Sans perdre de temps, émulsionnez : versez en fin filet la phase aqueuse (hydrolat + gel d'aloe vera) dans la phase huileuse (huile + cire d'abeille) sans cesser d'agiter vigoureusement au fouet.
6. Au bout de quelques minutes, l'émulsion devient lisse et brillante, elle s'épaissit. Continuez alors de mélanger rapidement jusqu'à refroidissement (pendant à peu près 5 minutes). Une fois qu'elle est refroidie, ajoutez une noisette de gel d'aloe vera pour compenser l'évaporation qui s'est produite lors du chauffage.
7. Ajoutez l'arrow-root puis mélangez et terminez par l'extrait de pépins de pamplemousse.
8. Transférez dans le contenant propre et désinfecté.

Mon petit conseil

Mélangez très rapidement dès le début afin que l'émulsion prenne immédiatement, cela facilite la prise et évite qu'il y ait un déphasage par la suite (séparation de la phase aqueuse et huileuse).
Réaliser une émulsion prend un peu de temps, c'est normal. Continuez à mélanger vigoureusement jusqu'à ce que la préparation ressemble à une vraie crème. Mon astuce est d'utiliser un petit émulsionneur à lait, cela évite de trop fatiguer les poignets !

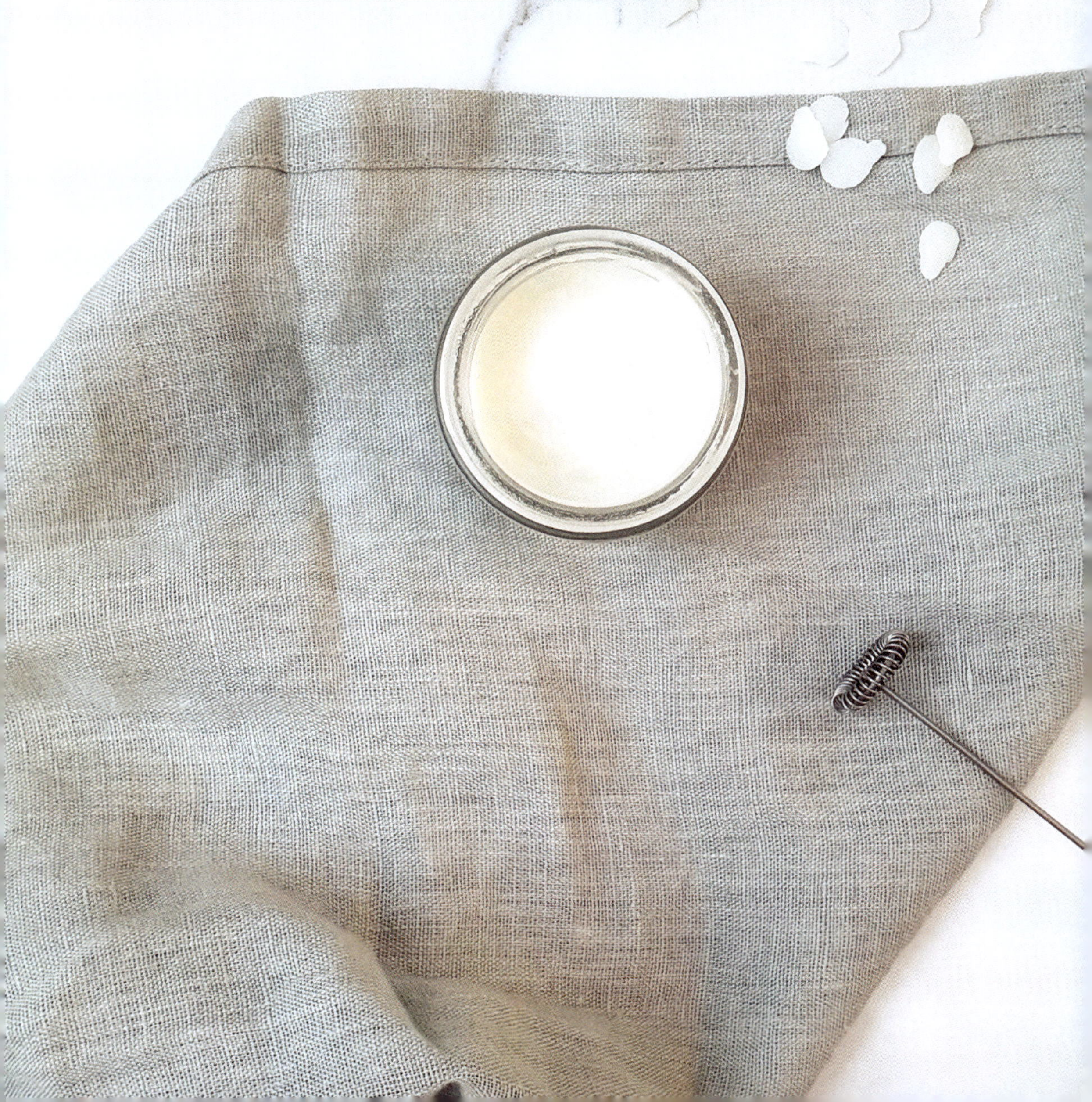

Nettoyant
Purifiant
Rafraichissant

DENTIFRICE BEE'S BEE'S

Soyez armés jusqu'aux dents contre la plaque dentaire grâce à ce dentifrice tout doux enrichi en huiles essentielles purifiantes !

30 minutes

Pour un pot ou un tube de 30 ml

Conservation 1 mois au réfrigérateur

INGRÉDIENTS

Carbonate de calcium
5 c. à s. rases

Gel d'aloe vera
3 c. à s.

Glycérine végétale
1 c. à s.

Hydrolat de menthe poivrée
2 c. à c.

Propolis
1 c. à c.

Huile essentielle au choix
5 gouttes

> Citron
> Romarin à verbénone
> Menthe poivrée
> Orange douce (pour les enfants)

Extrait de pépins de pamplemousse
7 gouttes

Recette déconseillée aux femmes enceintes et allaitantes.

1. Versez le carbonate de calcium dans un bol puis ajoutez le gel d'aloe vera.
2. Mélangez à la cuillère jusqu'à l'obtention d'une pâte lisse et sans grumeaux.
3. Ajoutez la glycérine puis mélangez énergiquement pour que la préparation soit homogène.
4. Terminez en ajoutant le reste des ingrédients un à un, en mélangeant à chaque fois.
5. Transférez dans un pot propre et désinfecté.

Comment l'utiliser ?

Prélevez l'équivalent d'un petit pois sur votre brosse à dents, brossez-vous les dents pendant 3 minutes puis rincez-vous la bouche.

Le saviez-vous ?

Le carbonate de calcium nettoie en douceur sans abimer l'émail. Par choix, ce dentifrice ne contient pas de tensioactifs, il moussera donc moins que les dentifrices chimiques du commerce. Ne soyez donc pas surpris si la sensation en bouche n'est pas tout à fait identique. On renonce ici aux agents nettoyants puissants (les mêmes que ceux utilisés pour le nettoyage industriel parfois !) pour plus de douceur et de respect de la flore buccale.

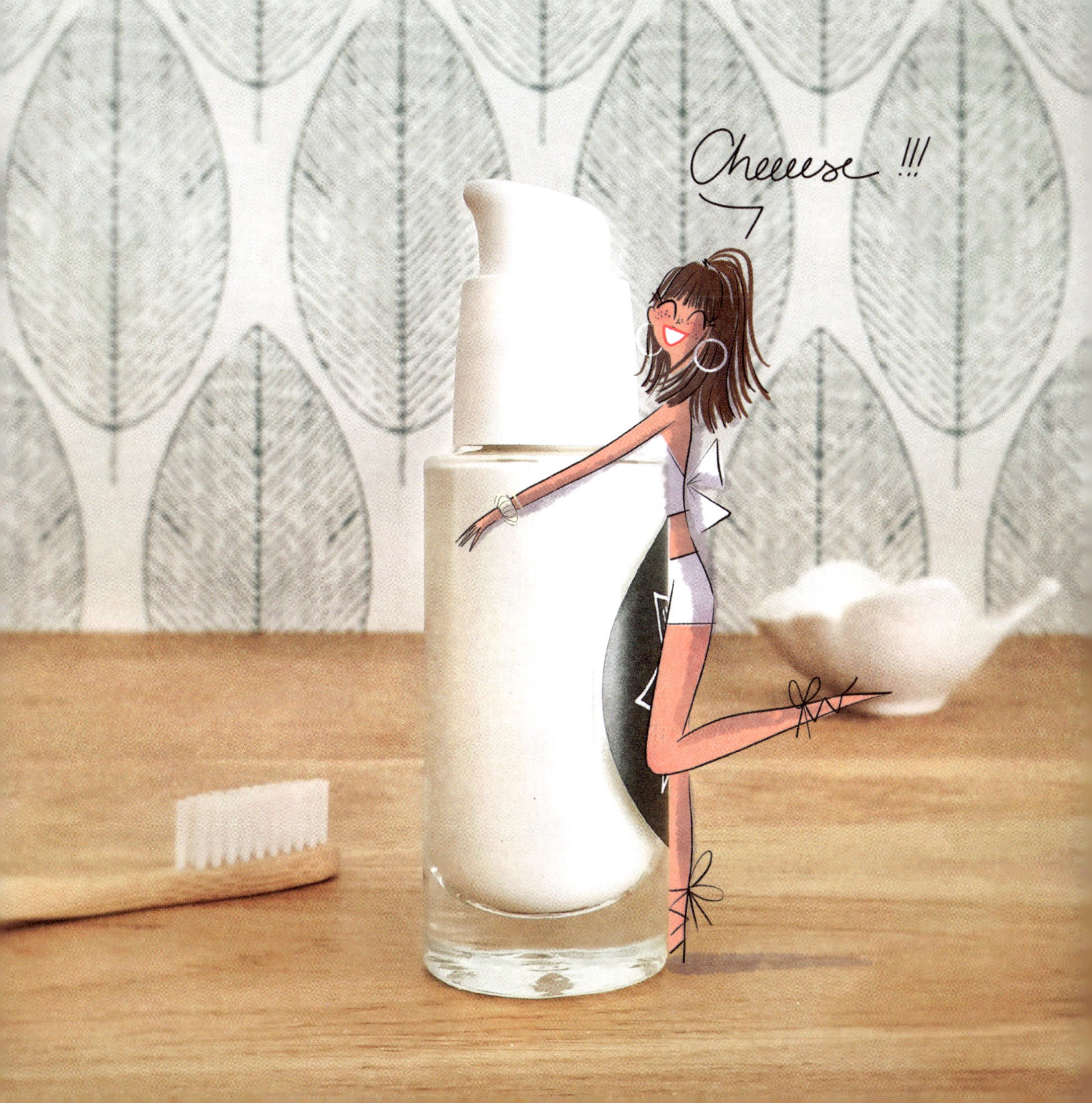

Exfoliante
Nourrissante
Hydratante

PÂTE EXFOLIANTE

Les microbilles de plastique ont suffisamment roulé leur bosse... Ici, que du végétal ! Les peaux mortes peuvent trembler : les poudres gommantes naturelles passent à l'attaque pour faire peau neuve. Et ne soyez pas surpris si votre épiderme en ressort tout doux, c'est grâce aux pouvoirs des huiles...

15 minutes

200 ml (ici vous pouvez facilement recycler un pot à confiture !)

Conservation env. 6 mois

INGRÉDIENTS

Beurre de karité fondu
13 c. à s. (ou 52 g à peser avec votre balance de cuisine)

Huile d'olive
8 c. à s.

Glycérine
1 c. à s. et demie

Poudre d'amande
8 c. à s. rases

Sucre en poudre
2 c. à s. rases

Vitamine E
15 gouttes

1. Faites fondre au bain-marie le beurre de karité, l'huile d'olive et la glycérine.
2. Une fois le mélange fondu, retirez-le du feu et placez au congélateur.
3. Sortez du congélateur dès que le mélange commence à figer et à blanchir sur les bords (au bout de 5 minutes environ).
4. Remuez à la cuillère, la préparation doit être homogène et avoir blanchi.
5. Ajoutez la poudre d'amande puis le sucre en poudre. Fouettez à la cuillère pour « aérer » la texture.
6. Terminez par la vitamine E puis transférez dans un pot propre et désinfecté.

Comment l'utiliser ?

Appliquez cette pâte sur peau mouillée puis massez doucement pour exfolier et éliminer les peaux mortes. Vous pouvez l'utiliser sur le visage si vous avez une peau normale. Rincez à l'eau claire, une fine couche nourrissante protectrice restera à la surface de votre peau.

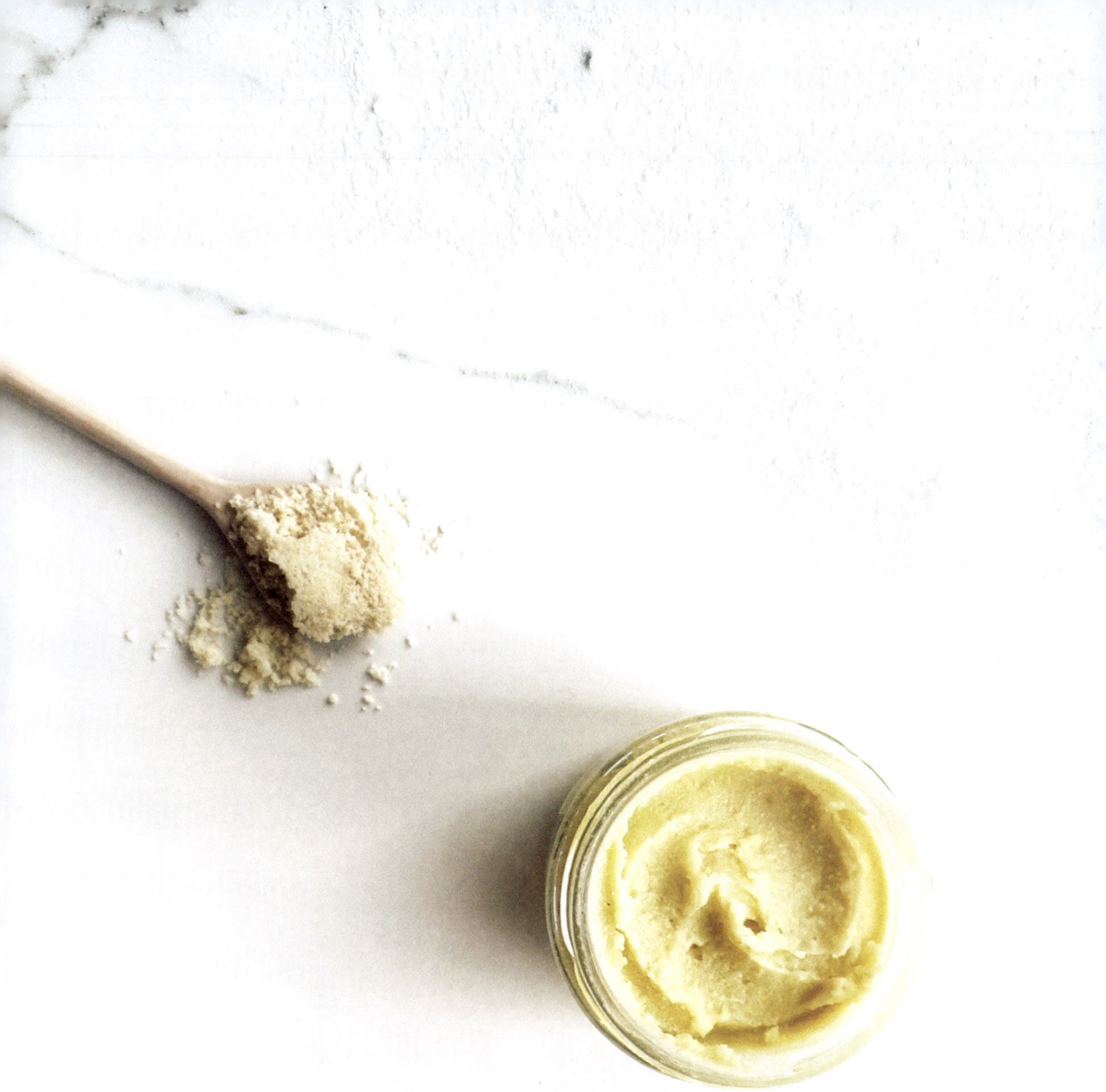

Le saviez-vous ?

Il faut savoir que la grande majorité du sucre blanc que l'on trouve en France est issu de la betterave sucrière. Ce sucre est naturellement blanc et n'est donc pas raffiné. Le seul sucre qui puisse être raffiné est celui issu de la canne à sucre qui est lui naturellement roux. Il paraît alors plus judicieux de choisir un sucre blanc issu de l'agriculture locale qu'un sucre roux non raffiné qui provient de l'autre bout du globe. On trouve en effet quantités de champs de betterave sucrière dans le nord de la France. Le bilan carbone du sucre blanc est donc faible.

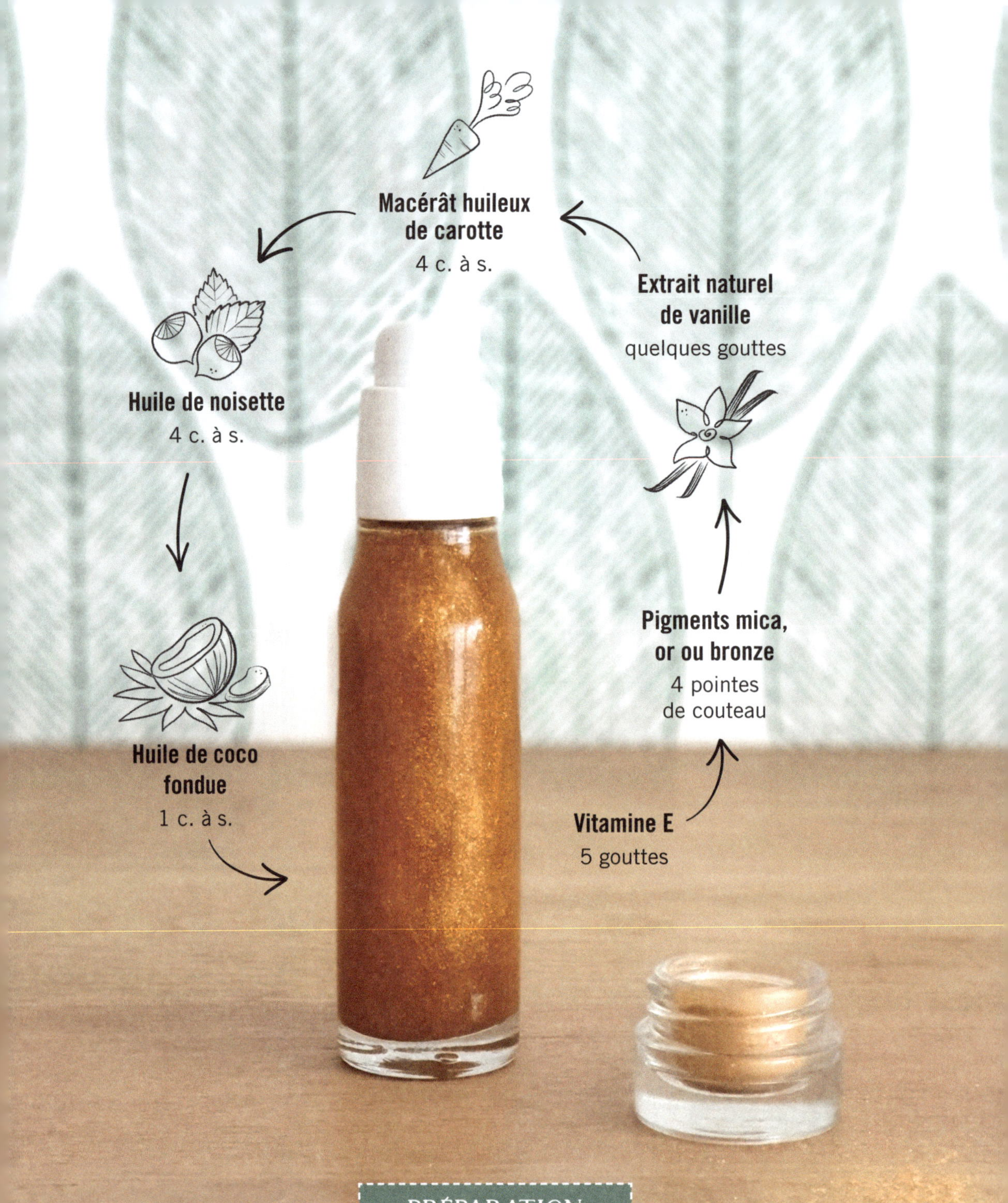

PRÉPARATION

Mélangez tous les ingrédients un à un dans un bol ou directement dans le flacon propre et désinfecté. Secouez, c'est prêt !

Nourrissante
Autobronzante
Protectrice

HUILE
TOUT CE QUI BRILLE

Shine bright like a diamond avec cette huile au fini sec qui dore la peau et la prépare au soleil !

5 minutes	Pour un flacon de 50 ml	Conservation env. 6 mois

INGRÉDIENTS

Huile de noisette
4 c. à s.
Nourrit, assouplit, antioxydante

Macérât huileux de carotte
4 c. à s.
Bronzant, stimule la production de mélanine, antioxydant

Huile de coco fondue
1 c. à s.
Favorise l'éclat, nourrit

Extrait de vanille
quelques gouttes

Pigments mica, or ou bronze
4 pointes de couteau
Pour le petit côté satiné

Vitamine E
5 gouttes
Antioxydante, conservatrice

Comment l'utiliser ?

Appliquez quelques gouttes de cette huile sur le corps, le visage ou même les pointes sèches des cheveux. Pour préparer la peau en été : appliquez-la 3 semaines avant une exposition au soleil, le macérât huileux de carotte stimule la production de mélanine et donne un côté hâlé. Il permet de régénérer la peau et de prolonger le bronzage.

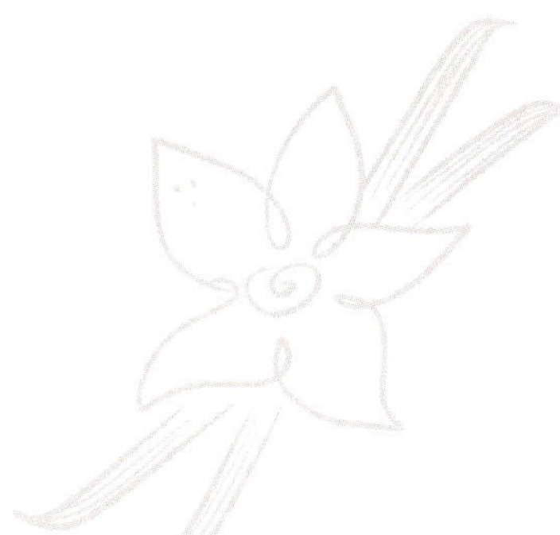

Mon truc en plus

Faites infuser une gousse de vanille fendue directement dans le flacon pendant 1 mois. Votre huile se parfumera alors d'une délicate fragrance naturelle et gourmande. Vous pouvez moduler le dosage des pigments en fonction de l'effet recherché. Ayez tout de même la main légère pour ne pas tacher vos vêtements après l'application.

Décontractant
Calmant
Rafraîchissant

BAUME DU TIGER

Cette recette est inspirée du célèbre baume du tigre rouge, un onguent de la pharmacopée chinoise. Vous retrouverez une souplesse de félin à son contact, il détend les muscles et les articulations. Grâce à son côté ultrarafraîchissant, il soulage les méninges et peut même être appliqué sur les piqûres de moustiques.

20 minutes

Pour un pot de 30 ml

Conservation env. 6 mois

INGRÉDIENTS

Huile de noisette
5 c. à s. et demie

Cire d'abeille
2 c. à c. rases

Huile essentielle de romarin à camphre
50 gouttes

Huile essentielle de menthe poivrée
27 gouttes

Vitamine E
3 gouttes

Attention, ce produit est fortement concentré en huiles essentielles puissantes. Il est déconseillé aux femmes enceintes et allaitantes, aux enfants ainsi qu'aux personnes épileptiques ou dont la santé est jugée fragile.

1. Faites fondre l'huile de noisette et la cire d'abeille au bain-marie. Mélangez à la cuillère pour favoriser une fonte rapide sans dénaturer les corps gras.
2. Lorsque le mélange est complètement fondu, sortez-le du bain-marie puis mélangez-le pendant qu'il refroidit.
3. Une fois la texture épaissie, ajoutez les huiles essentielles puis la vitamine E.
4. Versez la préparation dans un pot propre et désinfecté. Laissez figer pendant 24 heures.

Comment l'utiliser ?

Appliquez une petite quantité de produit puis massez pour faire pénétrer. Évitez d'appliquer trop près des yeux ! Le baume du tiger s'utilise pour favoriser la détente des zones musculaires, il peut aussi servir de baume pectoral. Il sera utile en cas de maux de tête ou mal des transports, à appliquer en petites touches sur les tempes. Si les moustiques ont eu votre peau, il pourra apaiser leurs piqûres. Lavez-vous les mains après utilisation pour éviter de vous frotter les yeux avec.

Le saviez-vous ?

Pour cette recette, vous aurez besoin d'huile essentielle de romarin à camphre qui est différente de celle de romarin à verbénone. Ces deux huiles essentielles ont des chémotypes différents, c'est-à-dire que le composé majoritaire n'est pas le même. Une huile essentielle peut contenir une centaine de molécules distinctes et une même plante peut donner plusieurs types d'huiles essentielles. C'est le cas du romarin officinal qui donne trois huiles essentielles : une dont le composant majoritaire est le verbénone, une autre le camphre et une autre le cinéole. Le camphre est traditionnellement utilisé pour apaiser les tensions musculaires. C'est l'actif principal du baume du tigre au côté duquel on retrouve le menthol mais aussi les huiles essentielles de cajeput, cannelle et girofle. La recette proposée ici est une version allégée, rapide à faire avec peu d'ingrédients, et surtout 100 % naturelle !

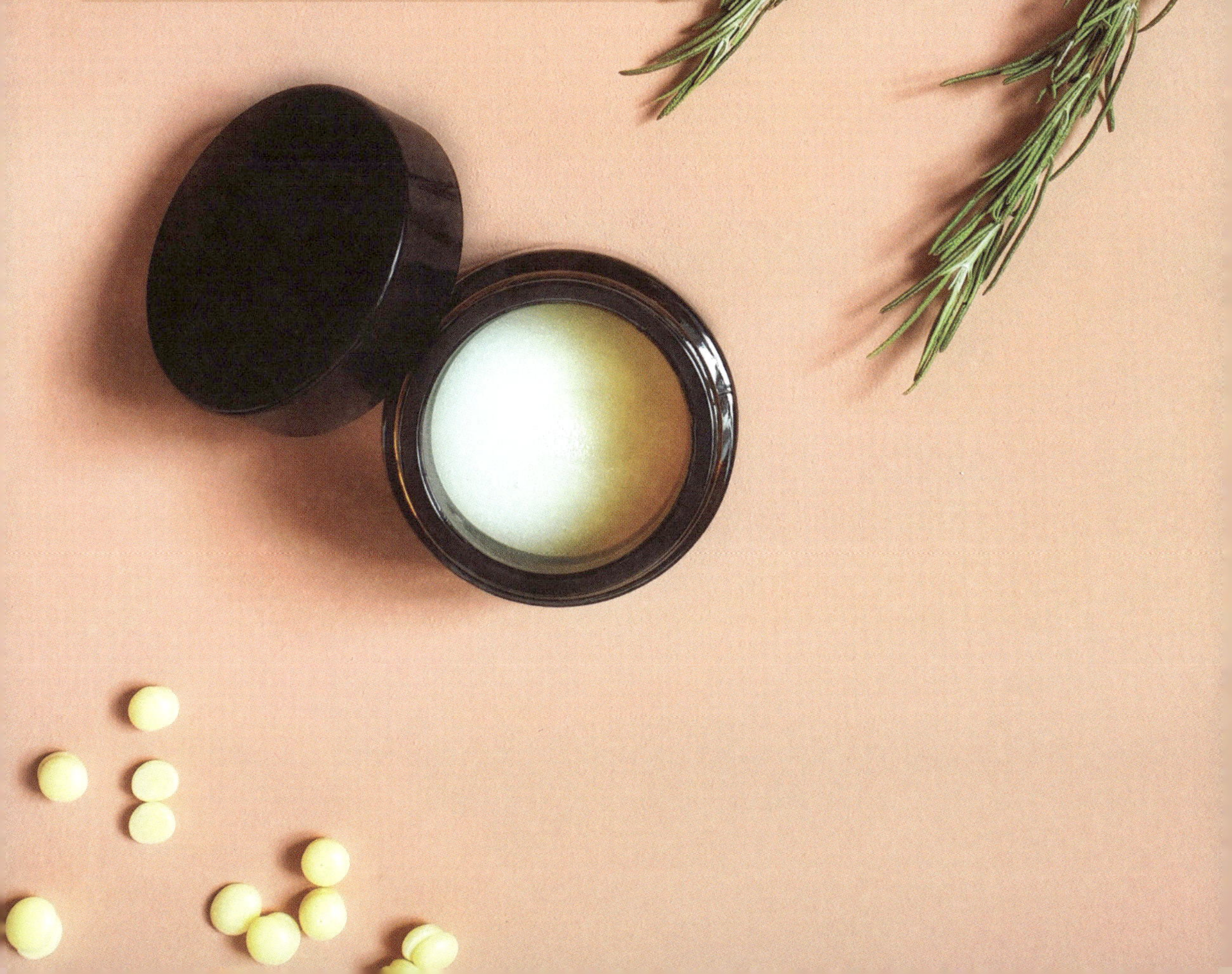

Antibactérien
Purifiant
Hydratant

GEL HYGIÈNE
HAUT LES MAINS

Ce gel fera peur aux microbes et sera le compagnon de route de vos mimines. Est-ce qu'il dessèche ? Que nenni ! L'aloe vera et la glycérine hydratante sont là pour prendre soin de votre peau. Glissez-le dans votre sac sans plus attendre.

10 minutes	Pour un flacon de 30 ml	Conservation env. 3 mois

INGRÉDIENTS

Alcool à 70 °
1 c. à s.

Glycérine
1 c. à c.

Gel d'aloe vera
3 c. à s.

Huile essentielle de lavande fine
23 gouttes

Huile essentielle de romarin à verbénone
9 gouttes

1. Versez directement l'alcool dans le flacon désinfecté à l'aide d'un entonnoir.
2. Ajoutez ensuite la glycérine puis le gel d'aloe vera et terminez par les huiles essentielles.
3. Refermez le flacon, secouez, c'est prêt !

Recette déconseillée aux femmes enceintes et allaitantes.

Comment l'utiliser ?

Prélevez une petite quantité de gel et frictionnez entre vos mains. Ce gel purifie, assainit et peut être utilisé lorsque vous n'avez pas accès à l'eau et au savon. Il contient une petite quantité d'alcool désinfectant mais son action ne peut pas être comparée aux gels utilisés en milieu hospitalier.

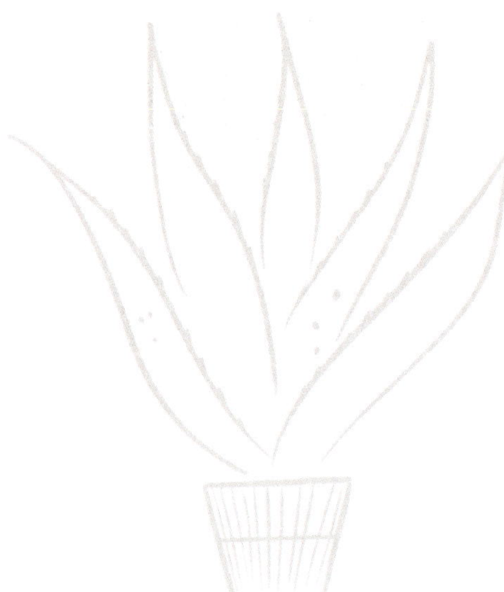

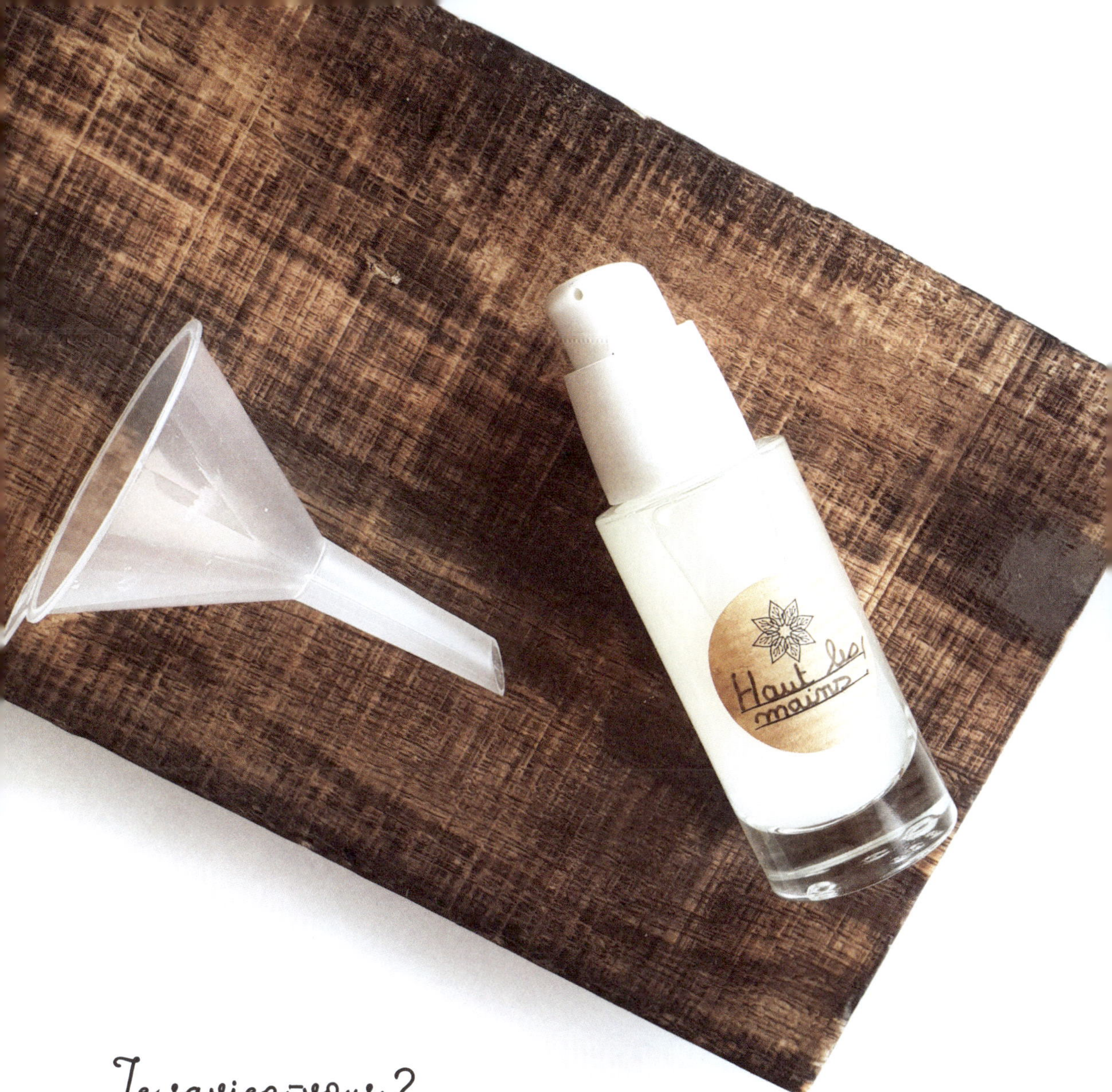

Le saviez-vous ?

L'alcool désinfecte mais ne nettoie pas ! Si vos mains sont sales, il faudra les nettoyer à l'eau et au savon. Il faut savoir que les solutions hydroalcooliques du commerce contiennent des bactéricides puissants comme le triclosan qui est par ailleurs un perturbateur endocrinien. On peut aussi s'interroger sur la nécessité de se désinfecter à ce point dans la vie de tous les jours. À moins de devoir réaliser une opération chirurgicale à cœur ouvert, il n'y a aucune raison de se décaper les mains avec ces gels.

Absorbant
Désodorisant
Antibactérien

DÉODORANT EN BAUME
SANS ALU

Ne baissez pas les bras, la solution antisudation est là ! Ce baume à la texture onctueuse s'applique directement au doigt, il évite le développement des méchantes bactéries qui causent les mauvaises odeurs. Personnalisez-le avec les huiles essentielles que vous aimez !

20 minutes

Pour un pot de 30 ml

Conservation env. 6 mois (à l'abri de la chaleur)

INGRÉDIENTS

Beurre de karité fondu
2 c. à s. et demie

Huile de coco fondue
2 c. à s.

Arrow-root ou autres fécules
4 c. à s. rases

Bicarbonate de soude
1 c. à s. rase

Deux huiles essentielles au choix
20 gouttes au total
(10 + 10 par ex.)

> Géranium + Lavande fine
> Citron + Menthe poivrée
> Palmarosa + Géranium
> Menthe poivrée + Romarin à verbénone

Vitamine E
3 gouttes

1. Faites fondre le beurre de karité et l'huile de coco au bain-marie. Mélangez la préparation pour favoriser une fonte rapide sans trop monter en température.

2. Une fois l'ensemble fondu, retirez du feu et versez les deux poudres (petit à petit) dans le mélange huileux. Agitez à la cuillère pour homogénéiser le tout.

3. Ajoutez les huiles essentielles puis la vitamine E et versez dans le pot désinfecté. Placez immédiatement au congélateur une vingtaine de minutes pour que la préparation refroidisse rapidement et que les poudres ne retombent pas dans le fond du pot.

4. Laissez ensuite durcir à température ambiante pendant 24 heures.

Comment l'utiliser ?

Prélevez l'équivalent d'un petit pois de baume puis appliquez sur les aisselles.

Recette déconseillée aux femmes enceintes et allaitantes.

Mon petit conseil

Si la texture est trop molle, cela veut dire qu'il manque un peu d'arrow-root, si au contraire le mélange est trop poudreux ou s'effrite, vous pouvez ajouter un tout petit peu d'huile de coco.

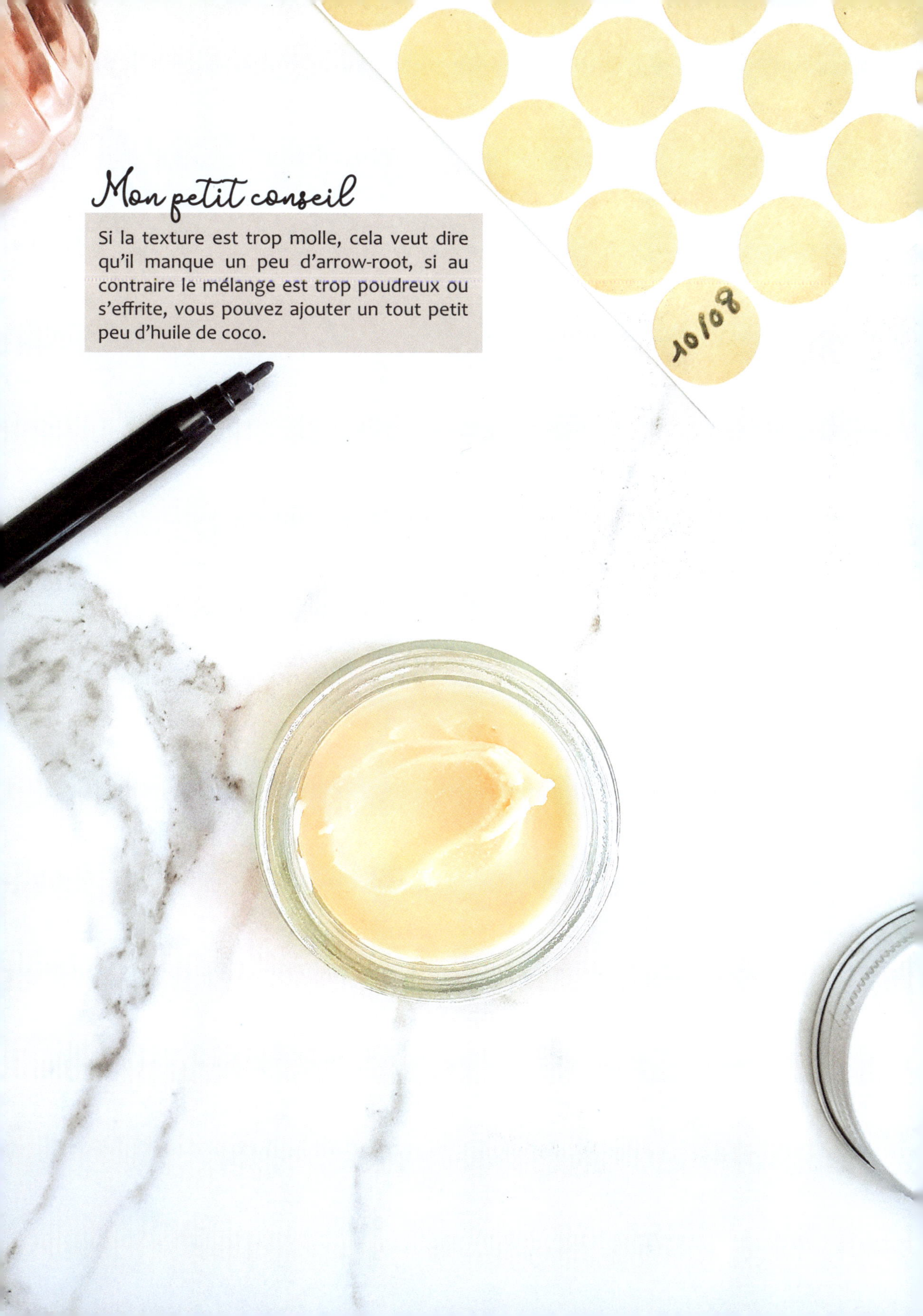

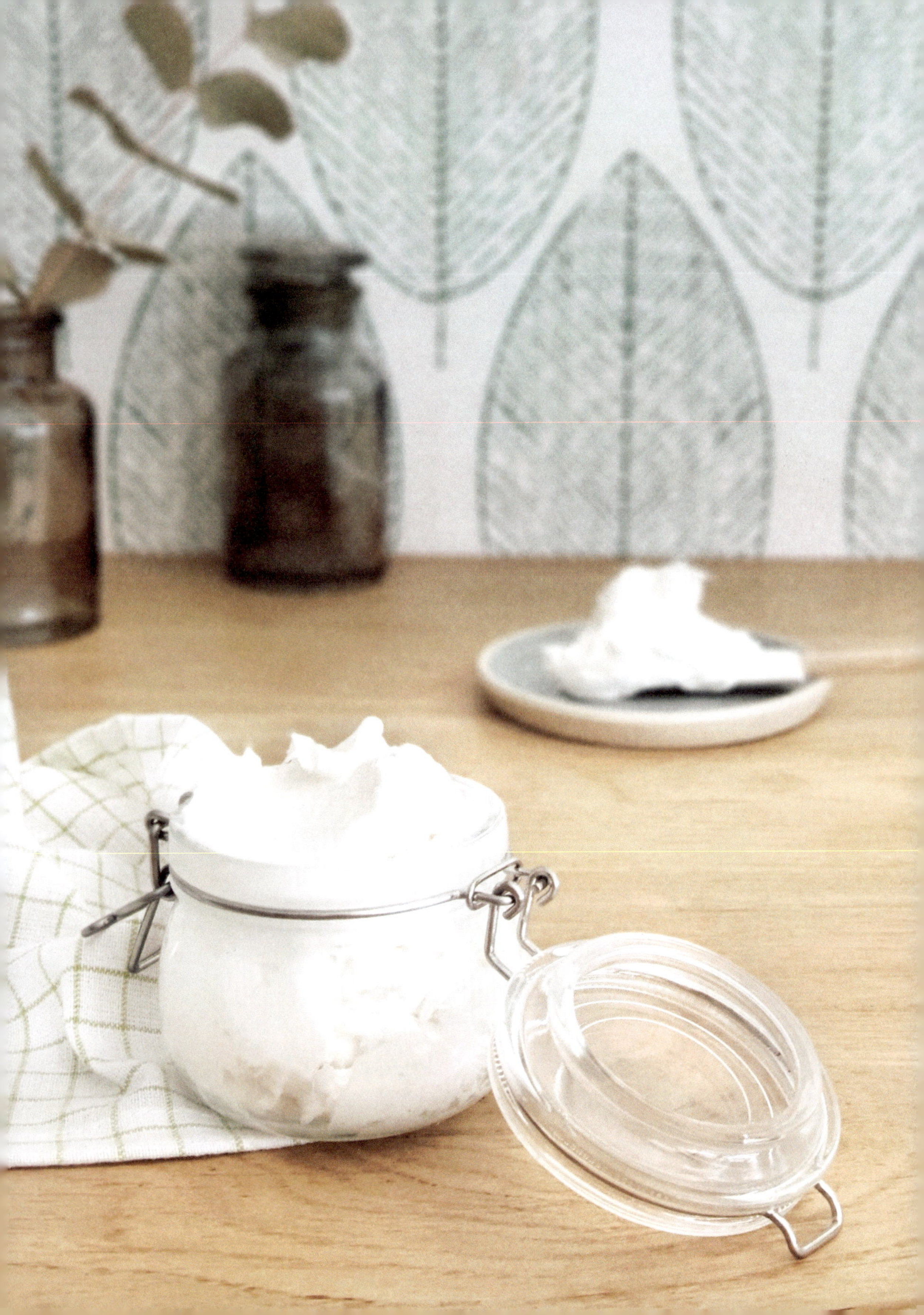

Nourrissante
Protectrice
Apaisante

MOUSSE FOUETTÉE DE KARITÉ

On fond pour cette mousse à la texture aérienne, on dirait presque de la chantilly ! À utiliser été comme hiver pour prendre soin de son épiderme.

30 minutes

Pour env. 4 pots de 100 ml

Conservation env. 6 mois (à l'abri de la chaleur)

INGRÉDIENTS

Beurre de karité
1 tasse

Huile de coco
¼ de tasse

Arrow-root
6 c. à s.

Vitamine E
25 gouttes

Deux huiles essentielles au choix
40 gouttes au total (par exemple, 25 + 15)

> LA FLEURIE : lavande fine + géranium rosat

> L'ACIDULÉE : citron + palmarosa

> LA VAHINÉ : ylang-ylang + citron

> LA SO FRESH : menthe poivrée + romarin à verbénone

1. Prenez une tasse de beurre de karité puis écrasez-le à l'aide d'une fourchette ou d'une cuillère afin de le rendre homogène. Vous devez obtenir une texture correspondant à un beurre pommade.
2. À l'aide d'un batteur électrique, fouettez le beurre pour incorporer de l'air et le monter en chantilly. Cette opération prend à peu près 5 minutes.
3. Une fois que vous avez une texture légère et aérienne, ajoutez l'huile de coco puis fouettez de nouveau.
4. Terminez par les huiles essentielles, la vitamine E et l'arrow-root puis fouettez.
5. Transférez dans des pots en verre propres et désinfectés.

Comment l'utiliser ?

Prélevez une petite quantité de mousse de karité puis faites-la pénétrer par massage sur votre peau. Vous pouvez également vous en servir sur les cheveux pour un soin ultranourrissant !

Cette recette est déconseillée aux femmes enceintes et allaitantes du fait de la présence d'huiles essentielles. Vous pouvez toutefois la réaliser sans ces solutions aromatiques. Parfumez-la avec un peu d'extrait de vanille par exemple.

Exfoliant
Circulatoire
Amincissant

SCRUB
À LA CAFÉINE

Vous pensiez jeter votre marc de café ? Que nenni ! C'est un trésor pour la peau qui sert ici d'exfoliant et active la microcirculation ! L'huile essentielle de citron aux vertus circulatoires et brûle-graisse lutte contre les capitons. La cellulite n'a qu'à bien se tenir face à ce gommage de velours riche en amande douce.

20 minutes	Pour un pot de 50 ml	Conservation env. 6 mois (à l'abri de la chaleur)

INGRÉDIENTS

Huile de coco fondue
6 c. à c.

Huile d'amande douce
2 c. à c.

Marc de café séché
7 c. à c. rases

Sucre semoule
3 c. à c. rases

Huile essentielle de citron
15 gouttes

1. Récupérez au préalable votre marc de café et faites-le sécher en le mettant sur une plaque au four pendant 2 heures à 80 °C. Important : le marc doit être complètement sec.
2. Dans un bol, mélangez l'huile de coco fondue avec l'huile d'amande douce. Ajoutez le marc de café puis le sucre. Terminez par l'huile essentielle de citron.
3. Transférez la préparation dans un pot propre et désinfecté.

Recette déconseillée aux femmes enceintes et allaitantes.

Comment l'utiliser ?

Prélevez un peu de scrub avec les doigts, exfoliez sur peau mouillée en réalisant des mouvements circulaires. Réalisez ce gommage deux fois par mois pour éliminer les peaux mortes. Vous pouvez aussi le laisser poser sur peau sèche en traitement local de la cellulite. À réserver au corps uniquement car il est un peu trop abrasif pour le visage.

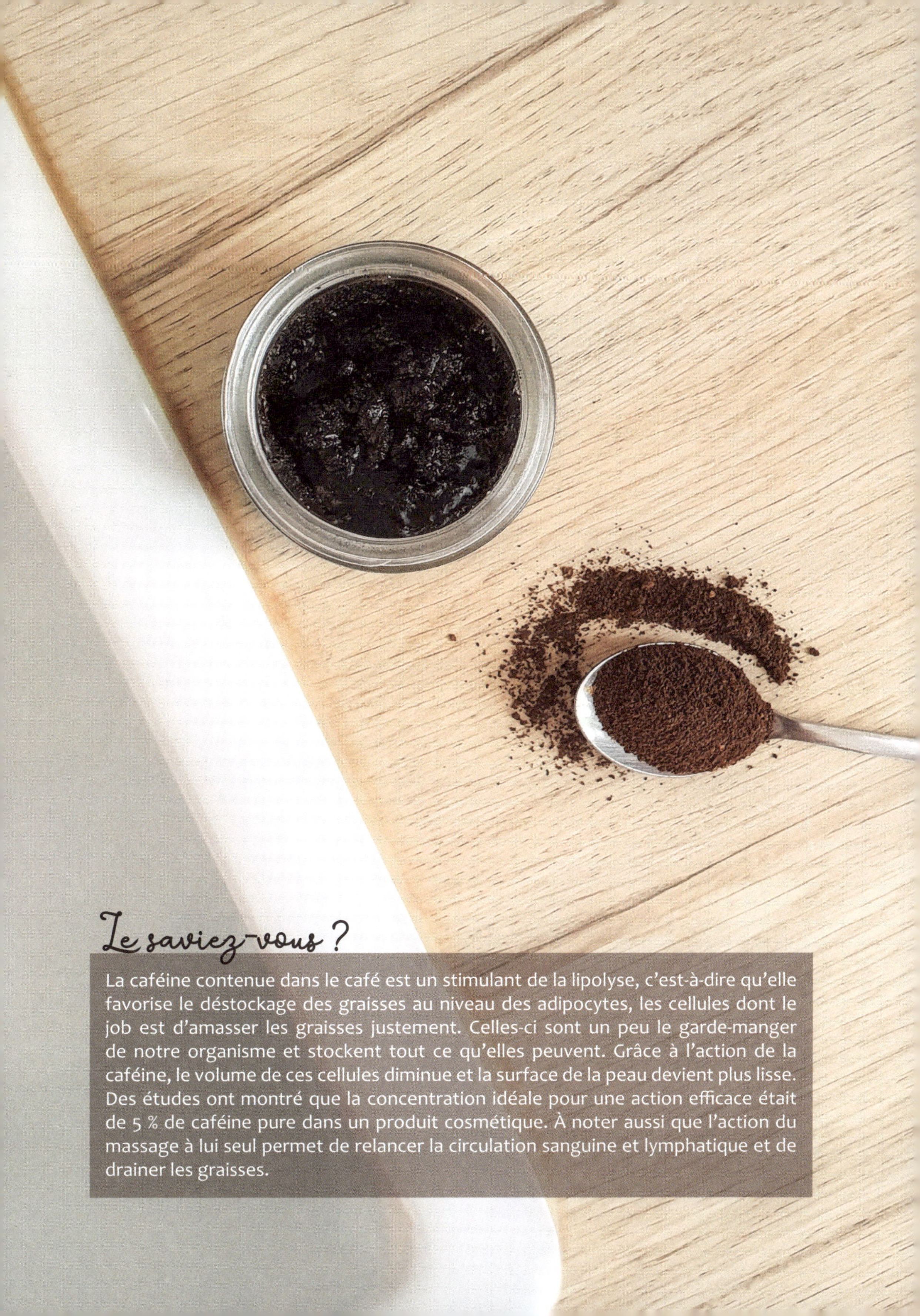

Le saviez-vous ?

La caféine contenue dans le café est un stimulant de la lipolyse, c'est-à-dire qu'elle favorise le déstockage des graisses au niveau des adipocytes, les cellules dont le job est d'amasser les graisses justement. Celles-ci sont un peu le garde-manger de notre organisme et stockent tout ce qu'elles peuvent. Grâce à l'action de la caféine, le volume de ces cellules diminue et la surface de la peau devient plus lisse. Des études ont montré que la concentration idéale pour une action efficace était de 5 % de caféine pure dans un produit cosmétique. À noter aussi que l'action du massage à lui seul permet de relancer la circulation sanguine et lymphatique et de drainer les graisses.

Nourrissant
Protecteur
Réparateur

BAUME À TOUT FAIRE

Ce baume est un petit surdoué malgré sa compo ultrasimplifiée. Il est à appliquer là où ça pique, ça gratte, ça chauffe, ça tire, ça irrite. Un superhéros à la rescousse !

30 minutes

Pour un pot de 50 ml

Conservation env. 6 mois

INGRÉDIENTS

Beurre de karité fondu
1 c. à s.

Cire d'abeille
2 c. à c. rases

Huile d'amande douce
7 c. à s.

Huile de bourrache
3 c. à s.

Vitamine E
4 gouttes

1. Faites fondre le beurre de karité, la cire d'abeille, l'huile d'amande douce et l'huile de bourrache au bain-marie. Mélangez avec une cuillère pour favoriser une fonte rapide sans dénaturer les graisses.
2. Lorsque le mélange est complètement fondu, sortez-le du bain-marie puis ajoutez la vitamine E.
3. Versez la préparation dans un pot propre et désinfecté.
4. Placez immédiatement au congélateur pour que le baume fige correctement.
5. Au bout de 15 minutes, sortez le baume du congélateur puis laissez revenir à température ambiante.

Comment l'utiliser ?

Ce baume peut servir aussi bien pour le visage que pour le corps. Il convient à toute la famille et à tous les types de peaux. Prélevez une petite quantité puis faites-la pénétrer en massant doucement la peau. Il sera particulièrement utile sur les zones très sèches et rugueuses mais aussi irritées.

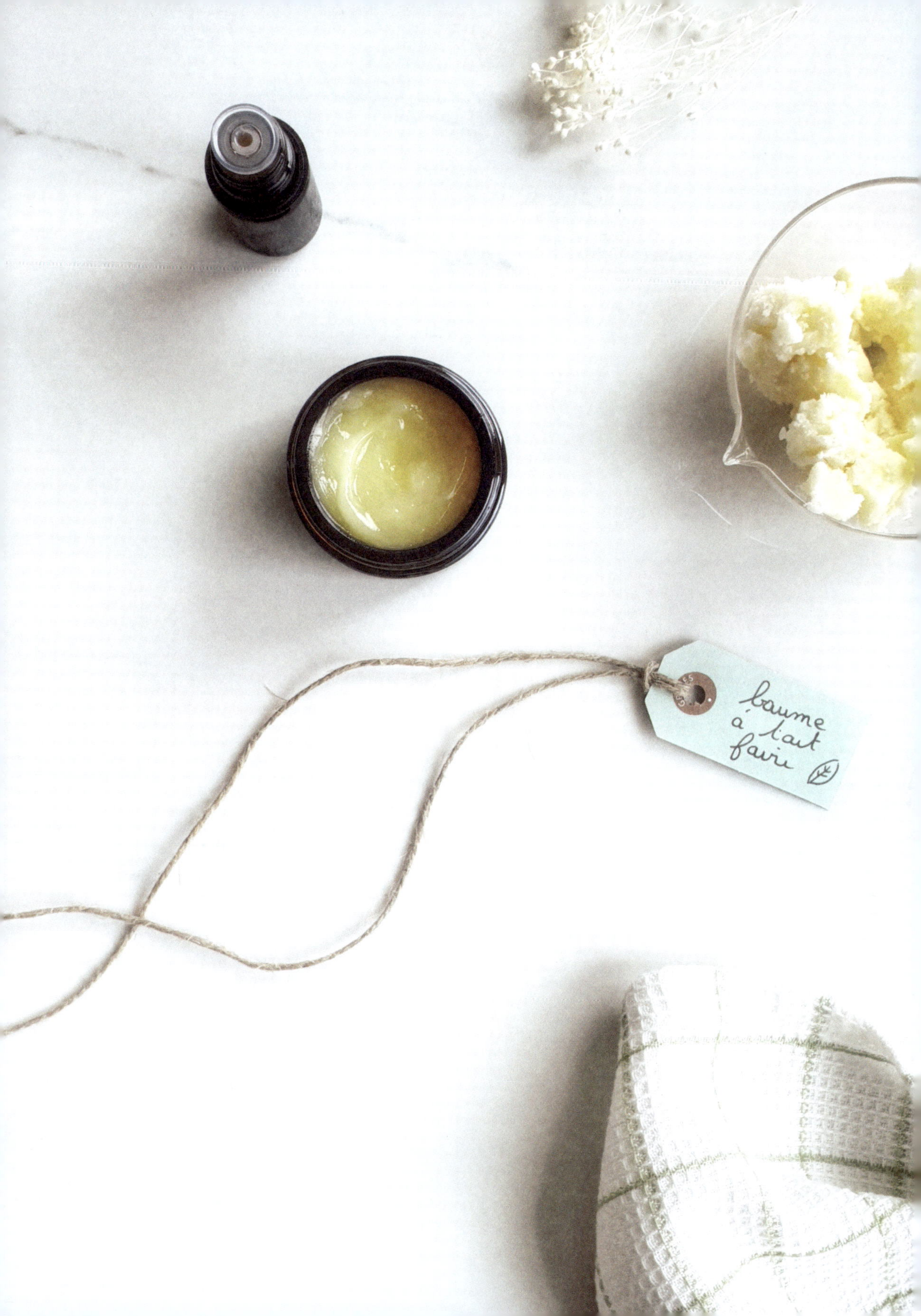
baume
à lait
faire

Mon petit plus

Si vous en avez un peu trop, coulez l'excédent dans un petit tube pour baume à lèvres. Vous aurez un mini-déo pour vos voyages, vos week-ends ou vos retouches en journée.

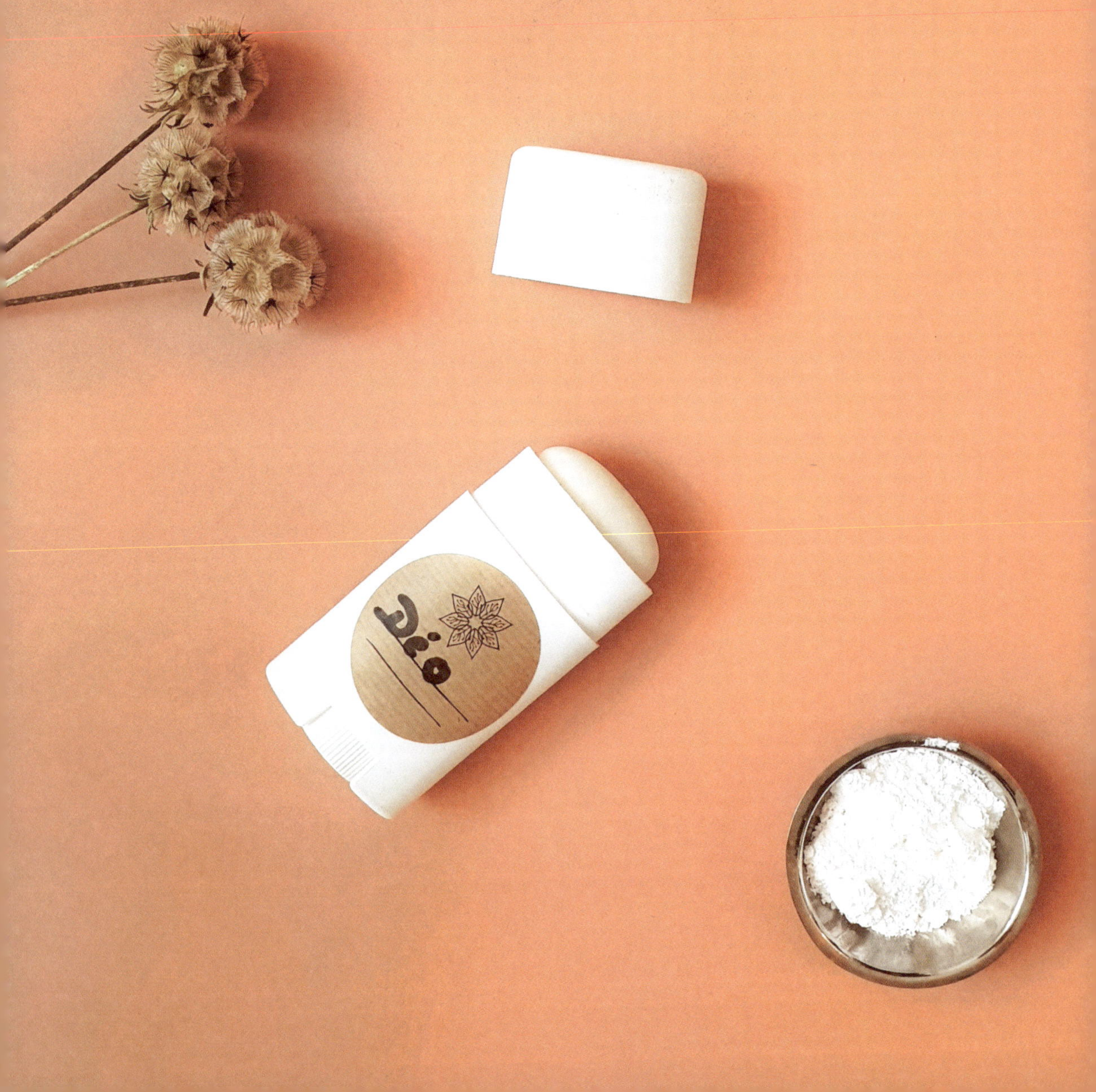

Désodorisant
Antibactérien
Absorbant

STICK DESSOUS DE BRAS

Offrez du naturel à vos aisselles et libérez-les des méchants sels d'aluminium. Une recette douce et efficace pour prévenir des mauvaises odeurs. Faites-vous plaisir côté parfum avec les huiles essentielles que vous avez chez vous !

20 minutes

Pour un stick à déodorant vide

Conservation env. 6 mois

INGRÉDIENTS

Huile de coco fondue
5 c. à s.

Cire d'abeille
2 c. à s.

Arrow-root
3 c. à s. et demie rases

Bicarbonate de soude
1 c. à s. rase

Huile essentielle au choix (voir recette du déodorant en baume sans alu p. 120)
23 gouttes

Vitamine E
4 gouttes

1. Faites fondre l'huile de coco et la cire d'abeille au bain-marie. Mélangez à la cuillère pour favoriser la fonte des corps gras sans les dénaturer.
2. Lorsque le mélange est complètement fondu, ajoutez l'arrow-root et le bicarbonate de soude en plusieurs fois, tout en mélangeant à la cuillère.
3. Terminez en ajoutant les huiles essentielles puis la vitamine E.
4. Versez la préparation encore chaude et liquide dans un stick vide pour déodorant.
5. Placez immédiatement au congélateur pendant 15 minutes pour que le mélange fige rapidement sans que les poudres retombent. Laissez ensuite durcir durant 24h à température ambiante.

Recette déconseillée aux femmes enceintes et allaitantes du fait de la présence d'huile essentielle. Vous avez toutefois la possibilité de les substituer par des fragrances naturelles.

Comment l'utiliser ?

Appliquez une petite quantité de produit sous les aisselles sèches.

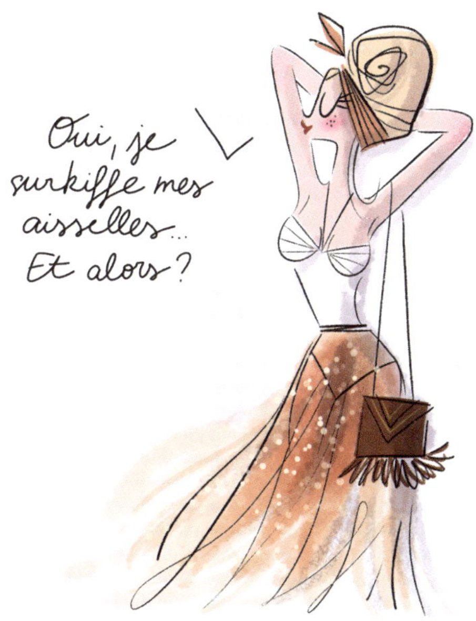

MON MACÉRÂT D'HUILE

Jouez à l'herboriste en fabriquant votre propre macérât huileux maison. Un peu de plantes et un peu d'huile et hop, vous aurez une huile homemade chargée en principes actifs. À utiliser en massage ou alors dans vos recettes de cosmétiques !

5 minutes, puis 1 mois de macération

Une bouteille d'un litre

Conservation env. 6 mois (à l'abri de la lumière)

INGRÉDIENTS

Plantes sèches, fruits ou légumes déshydratés
entre 50 g et 150 g

(Il est nécessaire que les plantes soient complètement sèches pour ne pas risquer la fermentation.)

Huile de base comme celle de tournesol, d'amande douce ou encore d'olive
½ litre

1. Dans un grand bocal propre et désinfecté, déposez les plantes sèches. Elles doivent remplir la moitié du bocal environ. Recouvrez-les entièrement d'huile puis refermez le bocal. Placez-le à l'abri de la lumière.
2. Laissez macérer pendant 1 mois en remuant de temps en temps. Les plantes vont « boire » l'huile, il faudra alors en ajouter pour s'assurer que les plantes soient constamment recouvertes. Parfois les plantes flotteront à la surface, ce qui est tout à fait normal.
3. Au bout d'un mois, filtrez à l'aide d'un filtre à café ou d'une passoire très fine. Pressez les plantes pour récupérer toute l'huile.
4. Transférez à nouveau dans un contenant propre et désinfecté.

Comment l'utiliser ?

Vous pouvez utiliser les macérâts huileux purs ou alors les incorporer dans vos recettes de cosmétiques maison.

Exemples de macérâts :

> **Millepertuis** ... *anti-inflammatoire, apaisant*
> **Arnica** ... *décontractant musculaire, anti-coups*
> **Carotte** ... *autobronzant, prolongateur de bronzage*
> **Lavande** ... *cicatrisant, apaisant*
> **Calendula** ... *anti-inflammatoire, cicatrisant*
> **Vanille** ... *pour sa délicate odeur parfumante*
> **Pâquerette** ... *raffermissant du buste*

Le saviez-vous ?

Un macérât huileux est une macération de plantes sèches dans de l'huile. Celle-ci joue alors le rôle de solvant pour extraire les molécules liposolubles de la plante, c'est-à-dire celles qui ont la capacité à se solubiliser dans un mélange huileux. L'huile support se charge alors en extraits végétaux, ce qui lui confère ainsi les propriétés de la plante.

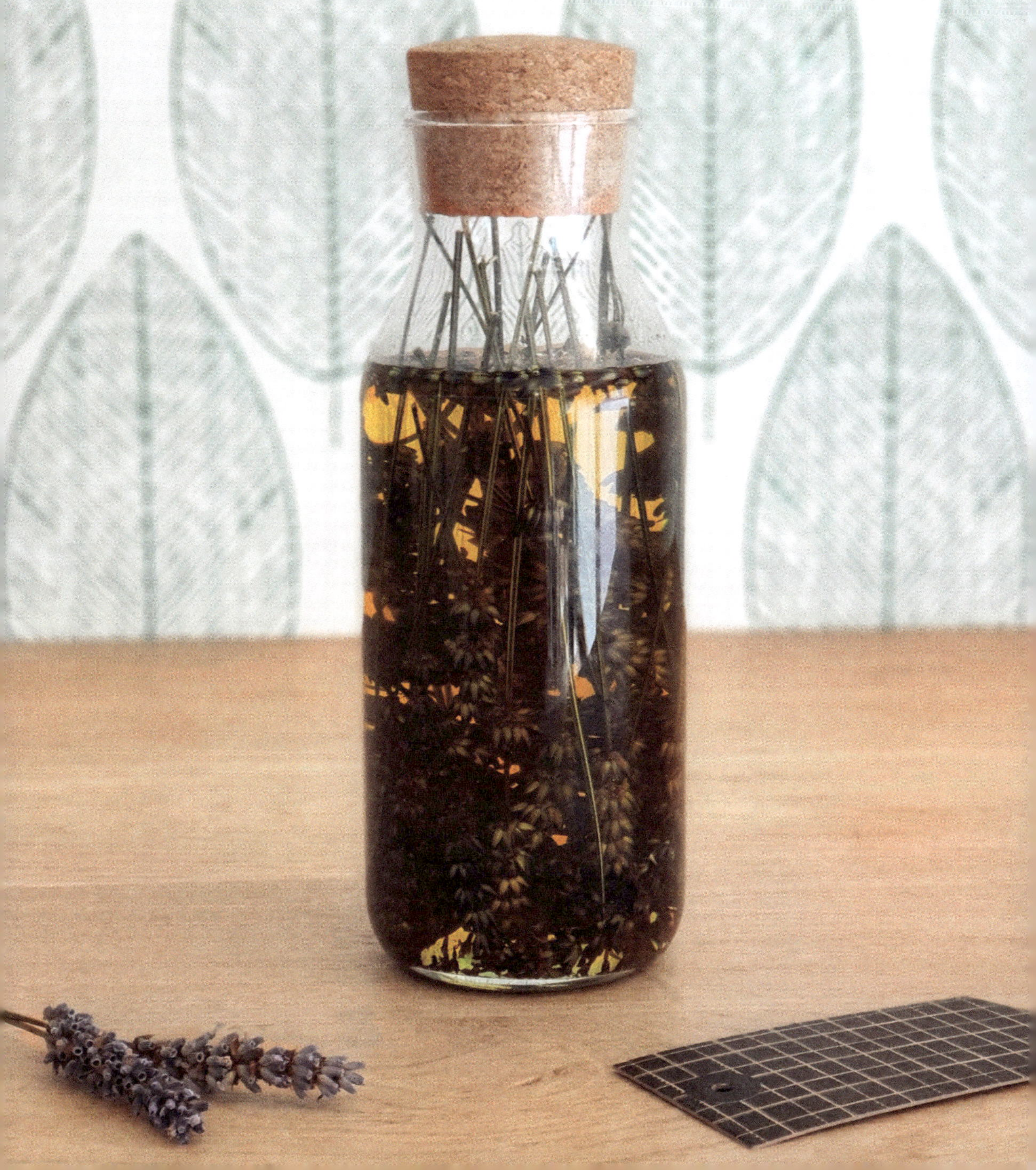

RECETTES CHEVEUX

Réparateur
Protecteur
Gainant

BAIN D'HUILE NOURRISSANT
24 HEURES CHRONO

La mèche est vendue : voici le secret d'une chevelure nourrie jusqu'aux pointes et tout ça sans silicone ! Personnalisez-le grâce aux vertus des huiles essentielles.

5 minutes	Pour un bain d'huile	À utiliser juste après confection

INGRÉDIENTS

Huile de coco
1 à 4 c. à s. selon la longueur et la masse des cheveux

Une ou deux huiles essentielles au choix
5 gouttes au total

> Lavande fine :
pour purifier, repousser les poux ou apaiser le cuir chevelu sensible

> Citron :
pour purifier, assainir

> Ylang-ylang :
pour favoriser la pousse et la brillance

> *Camomille romaine :*
pour favoriser les reflets blonds et apaiser le cuir chevelu irrité

> *Palmarosa :*
pour se débarrasser des pellicules

Recette déconseillée aux femmes enceintes et allaitantes.

Comment l'utiliser ?

Appliquez le masque mèche à mèche sur les longueurs et les pointes sèches. Évitez la racine si vous avez les cheveux qui graissent vite. Enroulez un film étirable autour de votre chevelure, vous pouvez aussi opter pour une charlotte ou même un bonnet de bain ! Placez une serviette chaude sur vos cheveux pour en booster l'effet. Laissez ensuite poser toute la nuit. Le lendemain, effectuez un shampoing pour enlever l'excédent d'huile.

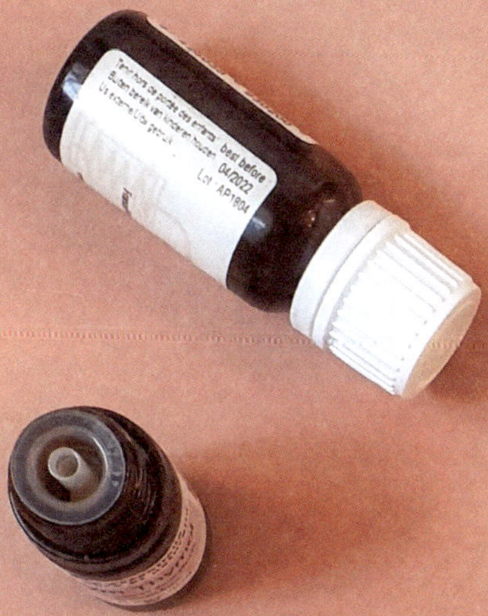

Le saviez-vous ?

L'huile de coco est un must pour les cheveux ! Selon une étude menée en Inde, elle préviendrait des dommages capillaires spécialement lorsqu'elle est utilisée en soin avant le shampoing. C'est l'acide laurique qu'elle contient, qui, par sa grande affinité avec la kératine, peut agir en profondeur pour protéger le cœur du cheveu. Contrairement aux huiles minérales issues de la pétrochimie, l'huile de coco ne fait pas que gainer le cheveu, elle agit de l'intérieur.

Une ou deux huiles essentielles au choix
5 gouttes au total
(voir page ci-contre)

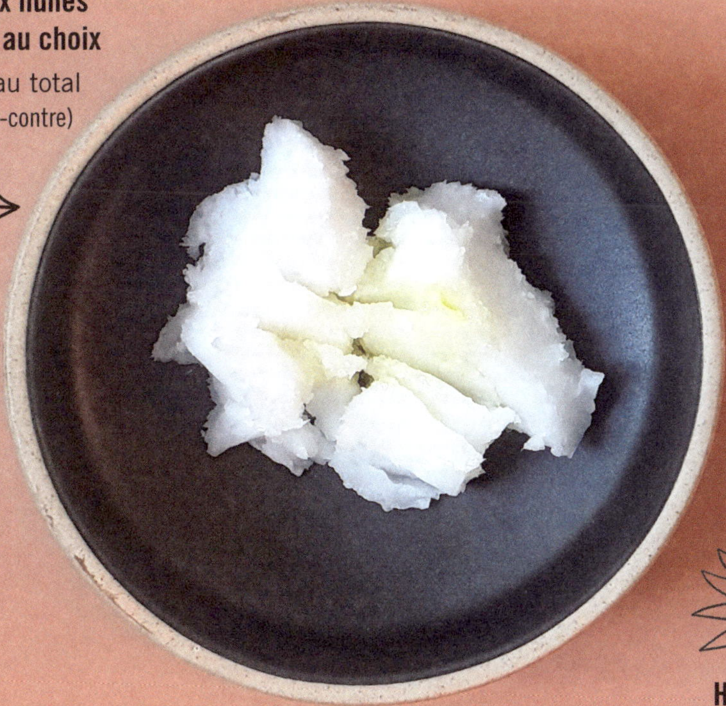

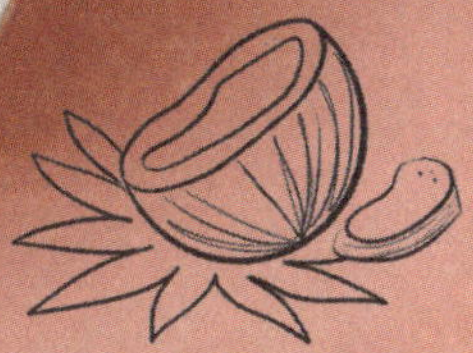

Huile de coco
1 à 4 c. à s.
selon la longueur
et la masse des cheveux

PRÉPARATION

Faites fondre l'huile de coco au bain-marie ou entre vos mains puis ajoutez les huiles essentielles. Voilà c'est prêt !

Le saviez-vous ?

Le shampoing sec lave les cheveux sans tensioactif, il absorbe l'excès de sébum à la racine et favorise l'élimination des impuretés. Cela évite de « décaper » son cuir chevelu avec des agents lavants trop agressifs. Avec le temps, cela permet de réguler la sécrétion de sébum et renforce les longueurs qui sont souvent « surmenées ». Cela vaut aussi bien pour les cheveux gras que pour les cheveux secs...

Racines grasses mais pointes sèches, vous avez dit ? Ce phénomène est dû aux traitements agressifs comme les colorations chimiques, qui vont abîmer la cuticule du cheveu, qui est son enveloppe protectrice. Celle-ci devient alors perméable et expose le cœur du cheveu à l'eau mais aussi au dessèchement. De plus, le sébum s'écoule mal jusqu'aux pointes. Ce qui explique que les racines restent grasses alors que les pointes s'assèchent...

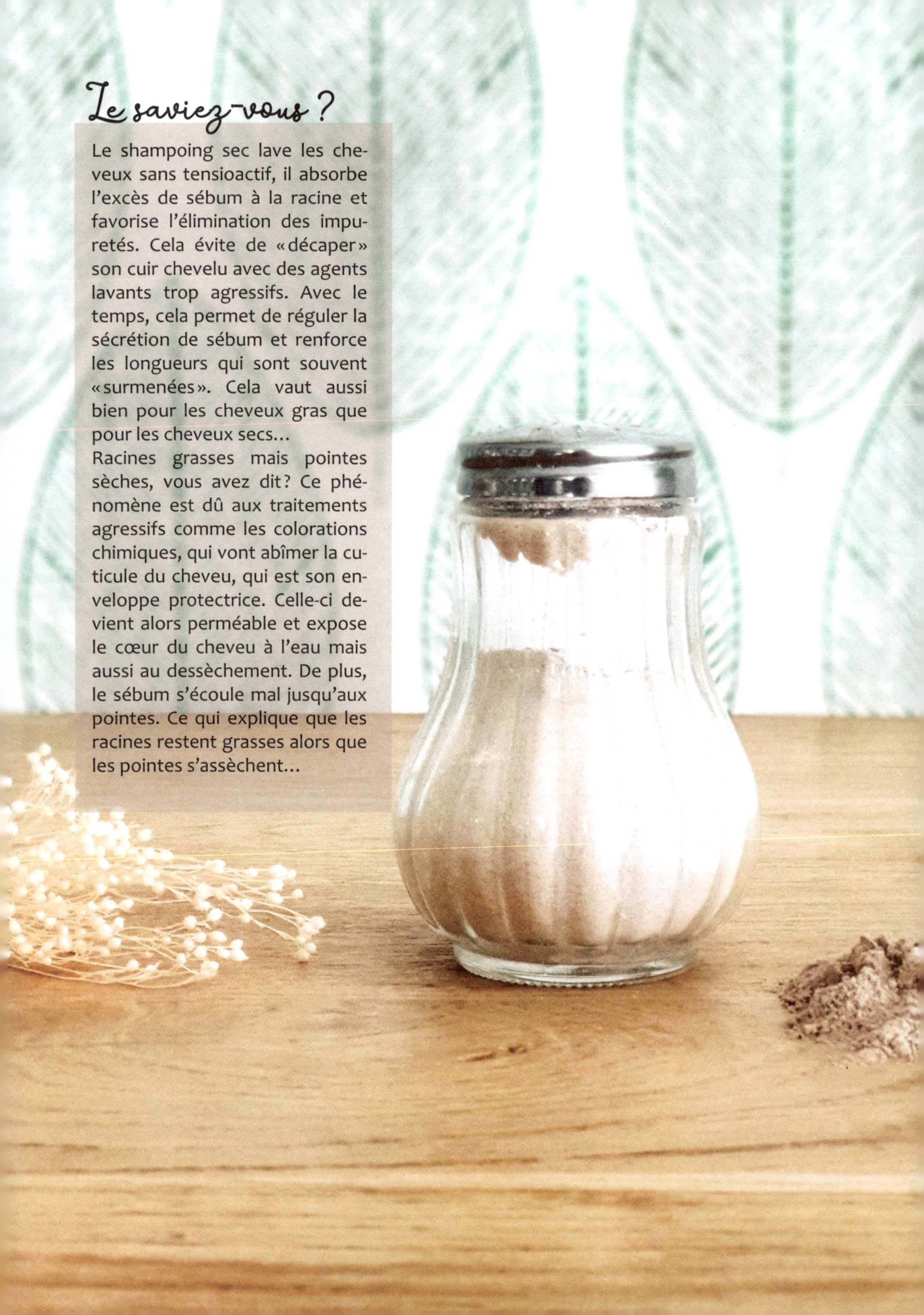

Régulateur du sébum
Purifiant
Volumisant

SHAMPOING SEC
NO-POO

Une poudre magique à la « terre qui lave » pour espacer les lavages et nettoyer les cheveux sans shampoing. Son effet volumisant est juste waouh sur les cheveux fins.

5 minutes

Pour un sucrier avec bec doseur ou avec des trous

Pas de date limite d'utilisation

INGRÉDIENTS

Fécule de maïs ou arrow-root
3 c. à s.

Argile blanche
1 c. à s.

Rhassoul
4 c. à s.

Huiles essentielles au choix (possibilité d'en choisir plusieurs !)
15 gouttes au total

> Lavande fine : *pour purifier et repousser les poux*
> Romarin à verbénone *pour assainir*
> Menthe poivrée *pour son côté vivifiant*
> Ylang-ylang *pour favoriser la pousse et la brillance*

1. Dans un bol en verre ou en céramique, mélangez toutes les poudres.
2. Versez les gouttes d'huile essentielle sur les poudres et mélangez à la cuillère.
3. Transférez à la cuillère dans un récipient type sucrier.

Comment l'utiliser ?

Saupoudrez une petite quantité de shampoing sec au niveau de la racine de vos cheveux. Vous pouvez aussi l'appliquer au pinceau, laissez poser 2 minutes puis brossez.

Mon truc en plus

Pour les brunes, il est possible d'ajouter un peu de poudre de cacao à la préparation pour la foncer légèrement. Pour les cheveux avec des reflets acajou, vous pouvez utiliser la poudre d'hibiscus.

Gainant
Volumisant
Nettoyant
Détoxifiant

MASQUE REDENSIFIANT
QUEEN B

Ce soin gaine les cheveux qui sont à plat, il leur redonne toute la force nécessaire pour repartir de plus belle. Le rhassoul et le bambou reminéralisent les cheveux poreux. L'huile de coco prend soin de la fibre de l'intérieur et l'ylang-ylang tonifie le tout.

10 minutes

Pour une utilisation (ne se conserve pas)

INGRÉDIENTS

Rhassoul
7 c. à s. rases

Hydrolat de bambou
15 c. à s. env.

Huile de coco fondue
1 c. à c.

Huile essentielle d'ylang-ylang
4 gouttes

Ces quantités permettent de réaliser un masque pour des cheveux mi-longs. Vous pouvez doubler la quantité si vous avez plus de longueur.

1. Dans un bol en verre ou en céramique, versez le rhassoul puis incorporez l'hydrolat, tout en mélangeant avec une cuillère en bois ou en céramique (les argiles comme le rhassoul ne doivent pas être manipulées avec du métal). Vous devez obtenir une pâte lisse et semi-épaisse. Si elle vous paraît trop liquide, ajoutez un peu de rhassoul. À l'inverse, si elle est trop épaisse, ajoutez un peu d'hydrolat.
2. Versez l'huile de coco et l'huile essentielle d'ylang-ylang, puis mélangez le tout.
3. Utilisez le masque sans plus attendre !

Recette déconseillée aux femmes enceintes et allaitantes.

Comment l'utiliser ?

Appliquez le masque sur cheveux mouillés en partant des racines puis étirez la matière sur les longueurs. Si vous avez des cheveux longs, ramenez-les sur le sommet du crâne. Enfilez un bonnet de bain ou recouvrez vos cheveux d'une serviette ou d'une charlotte (pour le style on repassera !). Laissez poser 30 minutes puis rincez à l'eau claire. Il n'est pas nécessaire de se laver les cheveux avec du shampoing par la suite, le rhassoul nettoie naturellement. Si vous avez les cheveux longs, vous pouvez les démêler avec du gel d'aloe vera. Ce masque peut être réalisé 2 fois dans le mois.

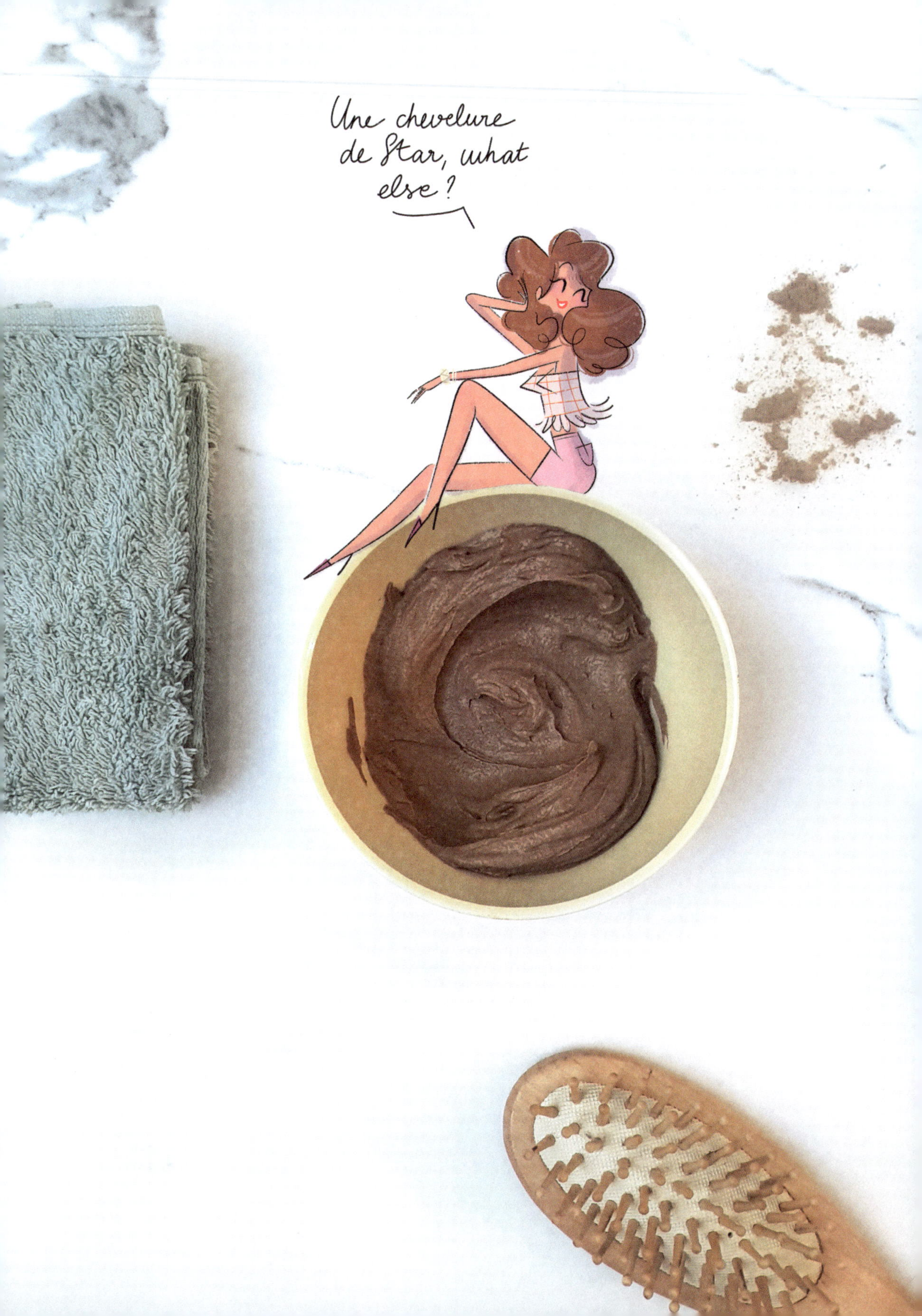
Une chevelure de Star, what else ?

Hydratant
Éclaircissant
Donne de la brillance

PSCHITT ÉCLAIRCISSANT BLONDIE

Ce spray concentré en camomille matricaire vous rendra votre blond plus blond que blond. Le pistil de cette fleur est riche en apigénine, un pigment jaune doré qui se fixe sur les écailles et enrobe le cheveu. Le citron fait briller et la glycérine hydrate, bref que du bon !

20 minutes

Pour un spray de 100 ml

Conservation env. 1 mois
(à conserver au frais de préférence)

INGRÉDIENTS

Tisane de camomille matricaire (fleurs de camomille allemande séchées)
3 c. à s. rases
(en magasin bio, en pharmacie ou en herboristerie)

Eau
100 ml

Jus de citron bio filtré
4 c. à s.

Glycérine
2 c. à c.

Extrait de pépins de pamplemousse
15 gouttes

1. Commencez par préparer la décoction de camomille : dans une casserole, portez à ébullition les fleurs de camomille et l'eau. Lorsque le mélange se met à bouillir, baissez le feu et laissez frémir à couvert pendant 10 minutes. Filtrez ensuite à la passoire très fine en pressant les fleurs de camomille à l'aide d'une cuillère. Laissez refroidir la décoction.

2. Pressez un citron puis filtrez le jus à l'aide de la passoire. Récupérez la quantité souhaitée puis transférez-la directement dans le flacon grâce à l'entonnoir.

3. Ajoutez la glycérine puis l'extrait de pépins de pamplemousse.

4. Terminez en versant la décoction de camomille pour remplir le flacon. Secouez, c'est prêt !

Comment l'utiliser ?

Pulvérisez sur cheveux mouillés après chaque shampoing. Laissez sécher à l'air libre.

Le saviez-vous ?

Le jus de citron est un éclaircissant naturel pour la peau et les cheveux du fait de sa richesse en vitamine C (en inhibant la synthèse de mélanine, le pigment qui donne la couleur à la peau et aux cheveux, la vitamine C lutte contre les petites tâches d'hyperpigmentation ou celles dues au soleil). Son acidité rend les cheveux plus brillants. Il élimine les résidus de calcaire et possède des propriétés purifiantes intéressantes pour les cheveux gras. L'inconvénient est que la vitamine C est très instable dans le temps, elle s'oxyde vite, alors pour profiter au mieux de ses propriétés, utilisez du jus de citron frais. En résumé, pressez-vous un citron sur la tête pour plus d'efficacité. Attention tout de même à ne pas répéter l'opération trop souvent pour ne pas assécher le cheveu.

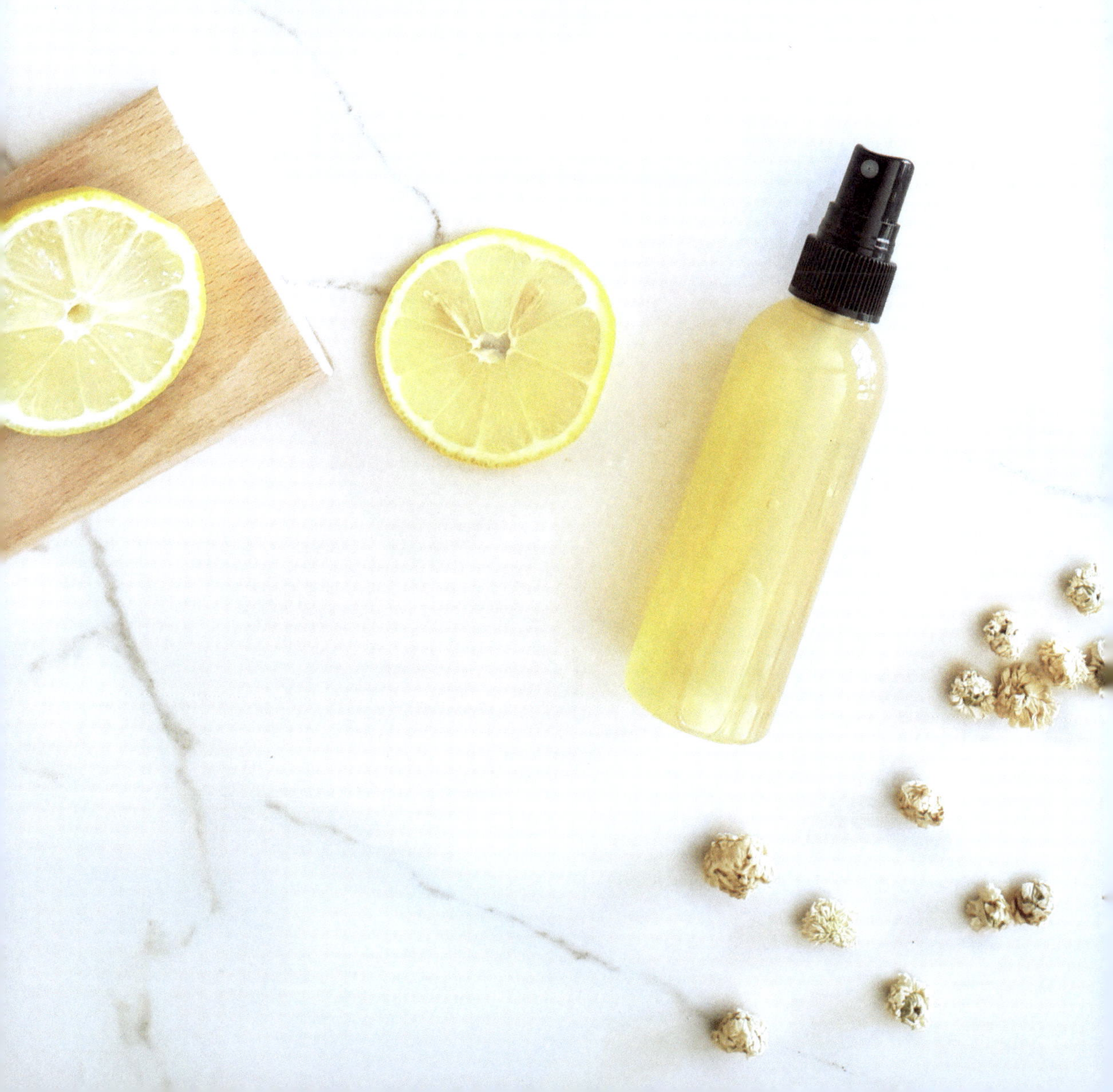

Détoxifiant
Purifiant
Régulateur du sébum

MASQUE DÉTOXIFIANT REHAB

On repart de zéro avec ce soin qui débarrasse le cheveu et le cuir chevelu de toutes les toxines, silicones et autres composés cracra. À utiliser d'urgence pour retrouver des cheveux sains, légers et frais.

20 minutes

Pour un masque

À utiliser juste après confection

INGRÉDIENTS

Argile verte
7 c. à s.

Eau chaude
15 c. à s. env.

Huile d'olive
1 c. à c.

Huile essentielle de romarin à verbénone
4 gouttes

Ces quantités permettent de réaliser un masque pour des cheveux mi-longs. Vous pouvez doubler la quantité si vous avez plus de longueur.

1. Dans un bol en verre ou en céramique, mettez l'argile verte puis versez l'eau chaude tout en mélangeant. Vous devez obtenir une pâte lisse et mi-épaisse. Si elle vous paraît trop liquide, ajoutez un peu d'argile. À l'inverse, si elle est trop épaisse, ajoutez un peu d'eau chaude.
2. Versez l'huile d'olive et l'huile essentielle de romarin à verbénone. Mélangez bien la pâte obtenue avec les huiles.
3. Utilisez cette pâte d'argile sans plus attendre !

Recette déconseillée aux femmes enceintes et allaitantes.

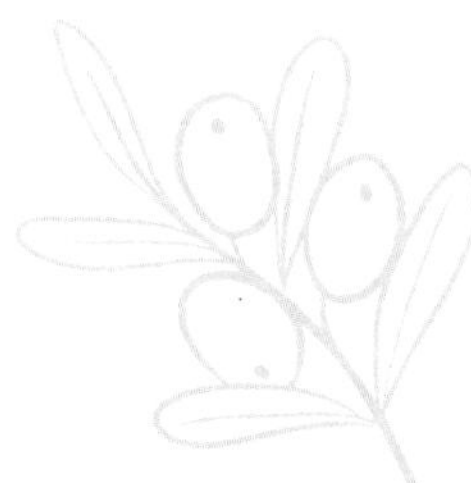

Comment l'utiliser ?

Appliquez le masque sur cheveux mouillés en partant des racines puis étirez sur les longueurs. Si vous avez des cheveux longs, ramenez-les sur le sommet du crâne. Enfilez un bonnet de bain ou recouvrez vos cheveux d'une serviette ou d'une charlotte (pour le style on repassera !). Laissez poser 30 minutes puis rincez à l'eau claire. Il n'est pas nécessaire de réaliser un shampoing derrière, l'argile nettoie le cheveu naturellement. Pour les cheveux longs, vous pouvez utiliser un après-shampoing naturel ou les démêler avec du gel d'aloe vera.

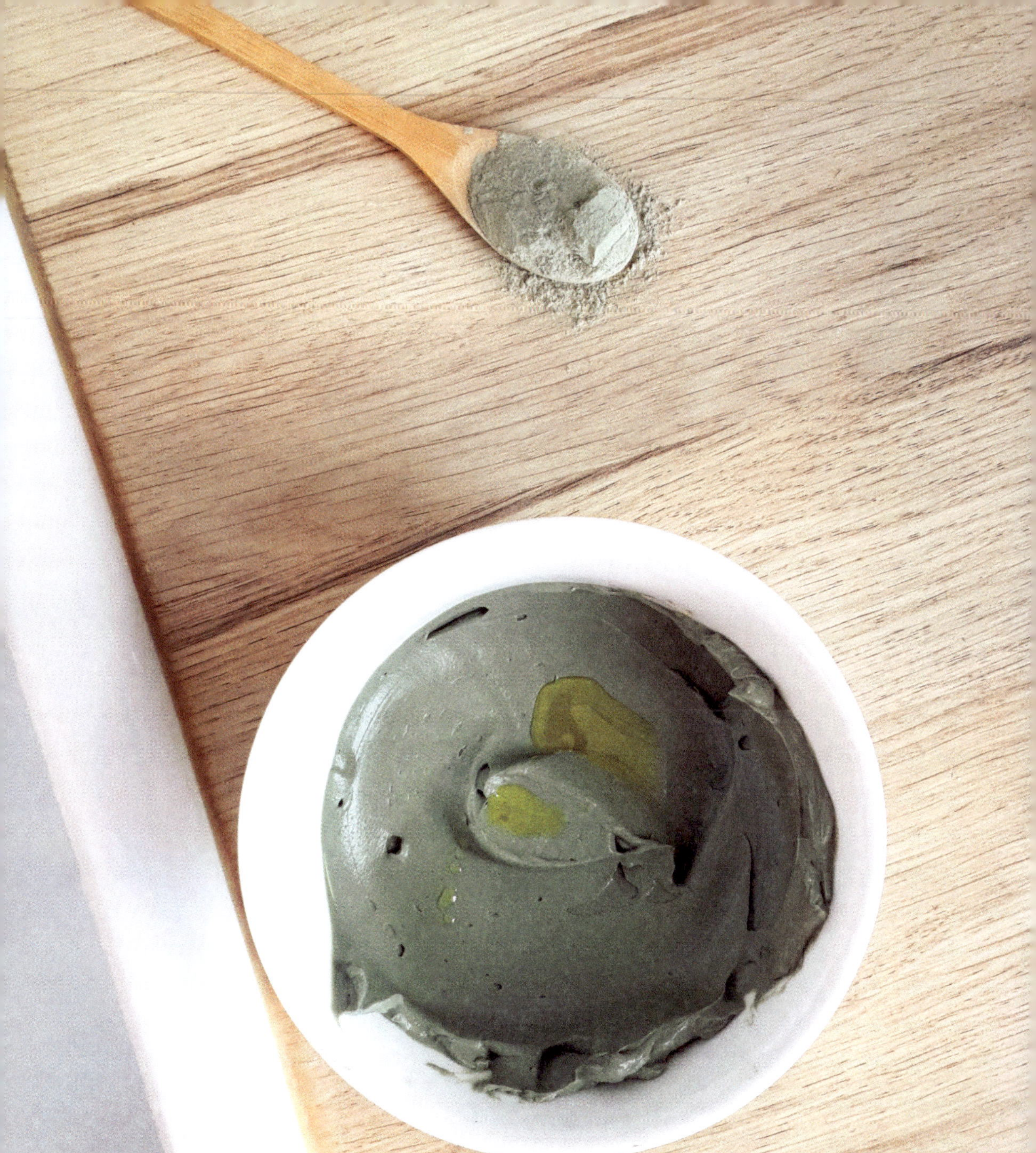

Mon petit conseil

Ce masque détox est indispensable lorsque l'on veut passer des colorations chimiques aux colorations végétales. Réalisez au moins 3 à 4 masques sur 2 semaines avant de sauter le pas du végétal. Il permettra à la future coloration de mieux s'accrocher autour du cheveu et donc de mieux tenir.
À noter qu'il est nécessaire d'utiliser des ustensiles en bois ou en céramique pour réaliser ce masque. Les argiles ne doivent pas être manipulées avec des objets en métal.

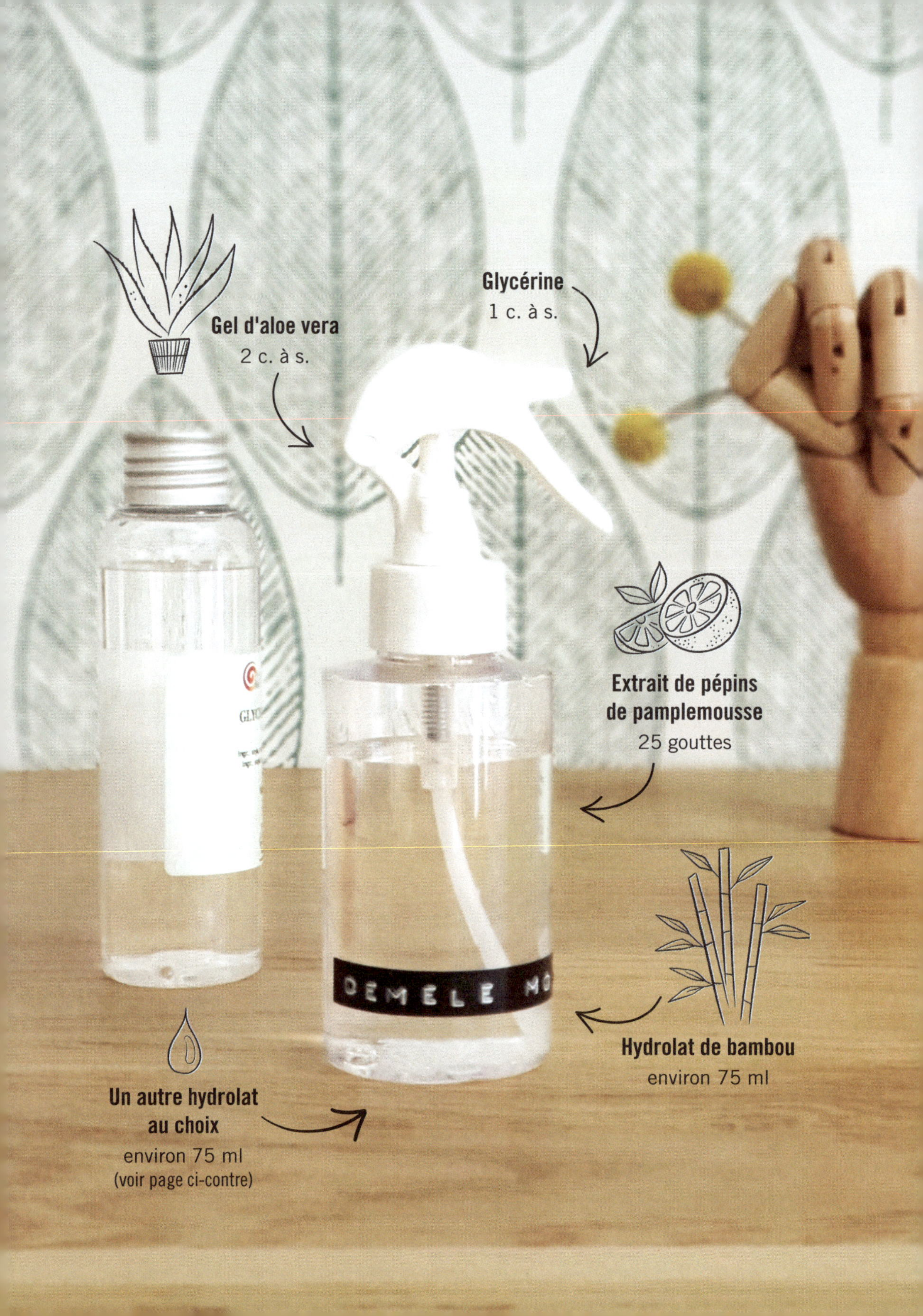
Gel d'aloe vera
2 c. à s.
Glycérine
1 c. à s.
Extrait de pépins de pamplemousse
25 gouttes
DEMELE MO
Hydrolat de bambou
environ 75 ml
Un autre hydrolat au choix
environ 75 ml
(voir page ci-contre)

Hydratante
Lissante
Reminéralisante

BRUME
DÉMÊLE-MOI SI TU PEUX

Vous vous arrachez les cheveux tous les matins après le shampoing ? Cette brume vient à point nommé pour démêler en douceur mais aussi hydrater et réparer le cheveu.

10 minutes | Pour un flacon spray de 150 ml | env. 1 mois (de préférence au frais)

INGRÉDIENTS

Gel d'aloe vera
2 c. à s.

Glycérine
1 c. à s.

Extrait de pépins de pamplemousse
25 gouttes

Hydrolat de bambou
env. 75 ml

Un autre hydrolat au choix
env. 75 ml

> TOUS TYPES DE CHEVEUX : hydrolat de lavande

> CHEVEUX GRAS / PELLICULES : hydrolat de laurier noble

> CHEVEUX BLONDS / CUIR CHEVELU IRRITÉ : hydrolat de camomille romaine

1. Versez le gel d'aloe vera, la glycérine et l'extrait de pépins de pamplemousse directement dans le flacon désinfecté à l'aide de l'entonnoir.
2. Ajoutez-y les deux hydrolats choisis à parts égales pour remplir la totalité du flacon.

Comment l'utiliser ?

Pulvérisez sur cheveux mouillés et coiffez délicatement. La brume est sans rinçage et peut s'utiliser sur tous les types de cheveux.

Donne de l'éclat
Élimine le calcaire
Purifiant

VINAIGRE DE RINÇAGE EN HERBE

Ce n'est pas un secret, l'acidité du vinaigre permet de refermer les écailles de la fibre capillaire et de faire briller. Si en plus, vous habitez dans une région où l'eau est calcaire, vous ne pourrez qu'en admirer les bienfaits ! Jouez à l'herboriste et personnalisez votre vinaigre avec les plantes de votre choix...

10 minutes
(et 2 semaines de macération)

Pour 1 litre à conserver dans une bouteille en verre de récup'

6 mois à température ambiante

INGRÉDIENTS

Vinaigre de cidre
1 l

Des plantes sèches au choix
100 g
(en magasin bio, en pharmacie ou en herboristerie)

> Romarin : *purifiant, antichute, antipelliculaire*

> Ortie : *reminéralisant, gainant, tonique capillaire*

> Camomille matricaire : *éclaircissant, apaisant du cuir chevelu*

> Prêle : *riche en silice fortifiante, volumisant, purifiant*

1. Dans un grand bocal de type pot Mason, placez les plantes sèches et recouvrez-les avec le vinaigre.
2. Laissez macérer pendant 15 jours à l'abri de la chaleur et de la lumière, puis filtrez à l'aide d'une passoire très fine.
3. Versez dans une bouteille propre et désinfectée.
4. Pour rincer les cheveux, remplissez la moitié d'un verre du vinaigre puis complétez l'autre moitié avec de l'eau. Utilisez le mélange sans plus attendre !

Comment l'utiliser ?

Versez délicatement le vinaigre de rinçage sur votre chevelure. Frictionnez rapidement vos cheveux puis essorez-les avec une serviette en bambou absorbante. Surtout ne rincez pas vos cheveux à l'eau, vous perdriez tous les bienfaits de cette eau de rinçage. Ne vous fiez pas à l'odeur forte de vinaigre, celle-ci ne restera pas sur vos cheveux.

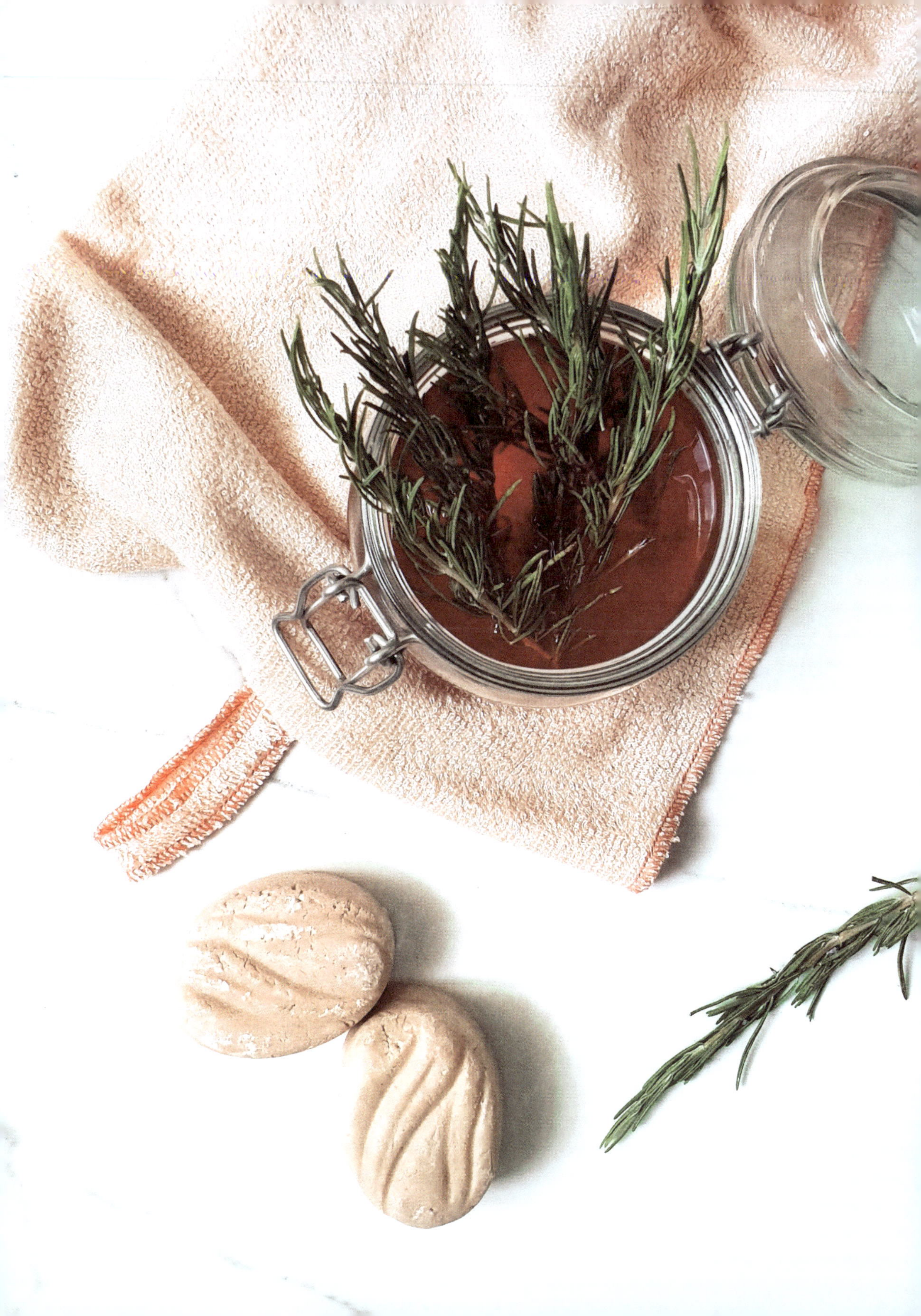

RECETTES

HOMME

BÉBÉ

Sculptante
Gainante
Réparatrice

CIRE COIFFANTE
THE KING

La cire préférée de tous les Elvis ! Elle gaine le cheveu, facilite le coiffage et prend soin de la toison comme de la barbe. L'huile essentielle de citron purifie autant qu'elle parfume au naturel.

15 minutes

Pour un pot de 50 ml

env. 6 mois (à l'abri de la chaleur)

INGRÉDIENTS

Huile de coco fondue
6 c. à s.

Cire d'abeille
4 c. à c. rases

Arrow-root
6 c. à s. rases

Huile essentielle de citron
60 gouttes

Vitamine E
5 gouttes

1. Faites fondre la cire d'abeille et l'huile de coco ensemble au bain-marie.
2. Une fois fondues, ajoutez l'arrow-root en plusieurs fois tout en mélangeant à la cuillère.
3. Retirez ensuite du feu puis mélangez rapidement pendant 5 minutes.
4. En refroidissant, le mélange va s'épaissir petit à petit pour donner une pâte ni trop solide, ni trop liquide.
5. Terminez en ajoutant l'huile essentielle et la vitamine E.
6. Transférez dans un contenant propre et désinfecté. Laissez figer pendant plusieurs heures.

Comment l'utiliser ?

Prélevez une petite quantité de cire entre les doigts, faites-la chauffer puis appliquez sur vos cheveux. Cette cire peut aussi être utilisée sur la barbe !

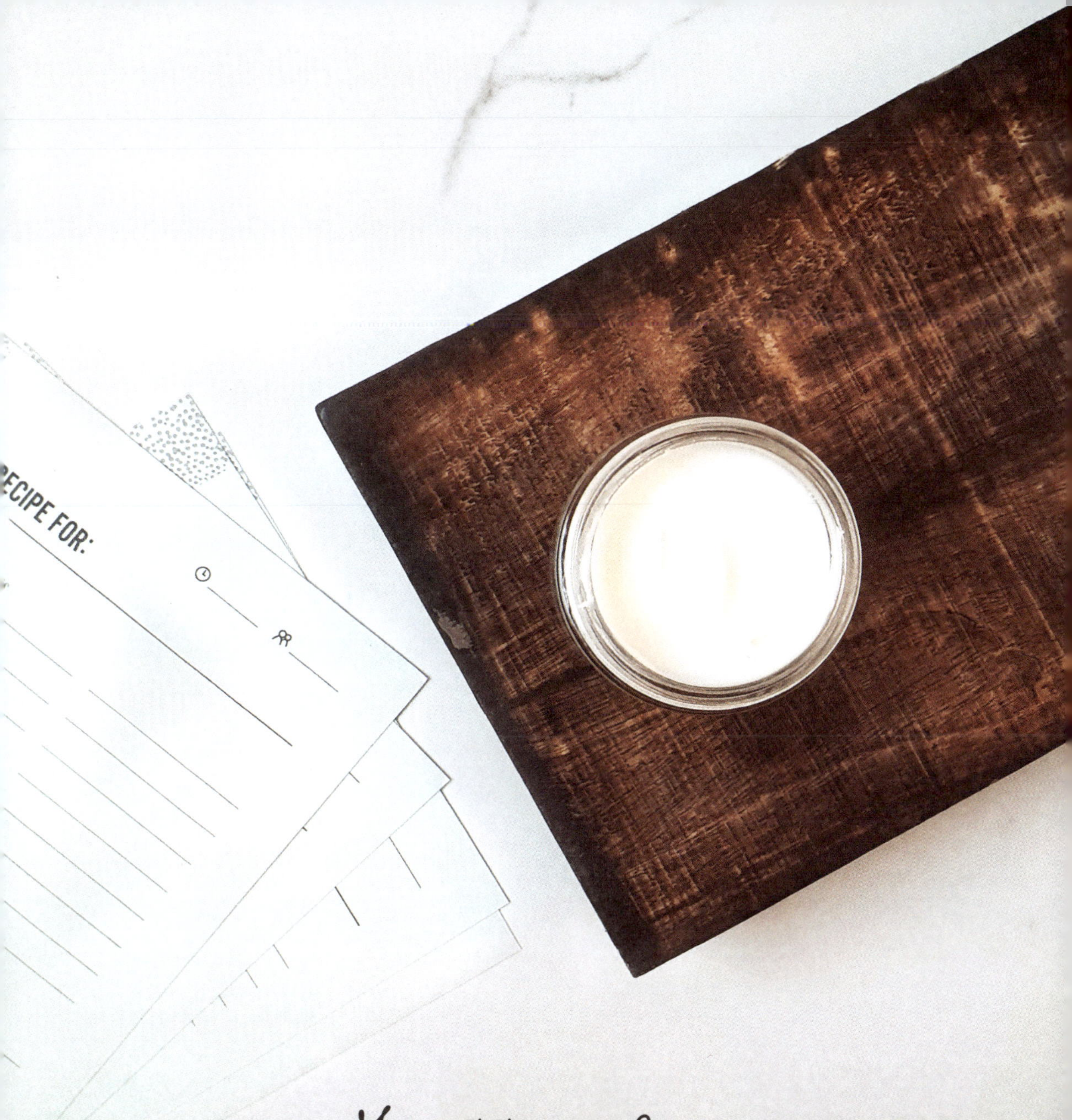

Mon petit conseil

Lors de la fabrication, veillez à ce que l'eau du bain-marie ne coule pas dans votre préparation. En effet, si c'était le cas, elle ne se mélangerait pas à la cire qui est un produit entièrement huileux. Ce serait aussi l'occasion pour les bactéries, boostées par la présence d'eau, de se développer dans votre produit. Plus rien ne pourrait alors les freiner car cette recette 100 % huileuse ne contient pas de conservateurs limitant leur prolifération. On y va donc mollo mollo sur la température de l'eau de chauffe !

Gainante
Assouplissante
Favorise la pousse

HUILE DE SOIN POUR VIKING

L'huile pour les barbus, les vrais ! Ce mélange végétal nourrit le poil tout en le domptant. Les huiles essentielles libèrent une odeur de mâle qui n'est pas pour déplaire…

5 minutes

Pour un flacon de 30 ml

Conservation env. 6 mois

INGRÉDIENTS

Huile de nigelle
15 ml (la moitié du flacon)

Huile de noisette
15 ml (la moitié du flacon)

Huile essentielle de romarin à verbénone
6 gouttes

Huile essentielle de menthe poivrée
5 gouttes

Vitamine E
5 gouttes

1. Mélangez tous les ingrédients ensemble directement dans le flacon puis secouez fort ! C'est prêt !

Comment l'utiliser ?

Prélevez quelques gouttes de cette huile puis appliquez sur votre barbe. Vous pouvez l'utiliser au quotidien de jour comme de nuit. Il est possible de réaliser un bain d'huile nourrissant pour la barbe en laissant poser toute la nuit.

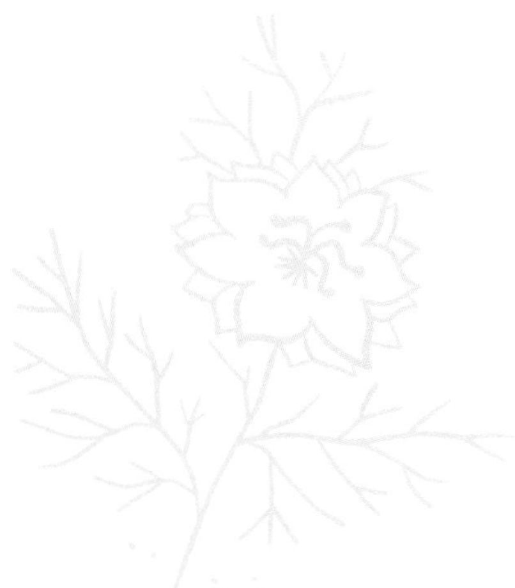

Apaisant
Cicatrisant
Rafraîchissant

AFTER-SHAVE HERBACÉ

Cet oléogel est un mélange de gel frais d'aloe vera et d'huile réparatrice de nigelle. Il apaise le feu du rasoir et favorise la cicatrisation. Les huiles essentielles de romarin et de menthe apportent un effet glaçon garanti !

5 minutes	30 ml	Conservation env. 1 mois (idéalement au frais)

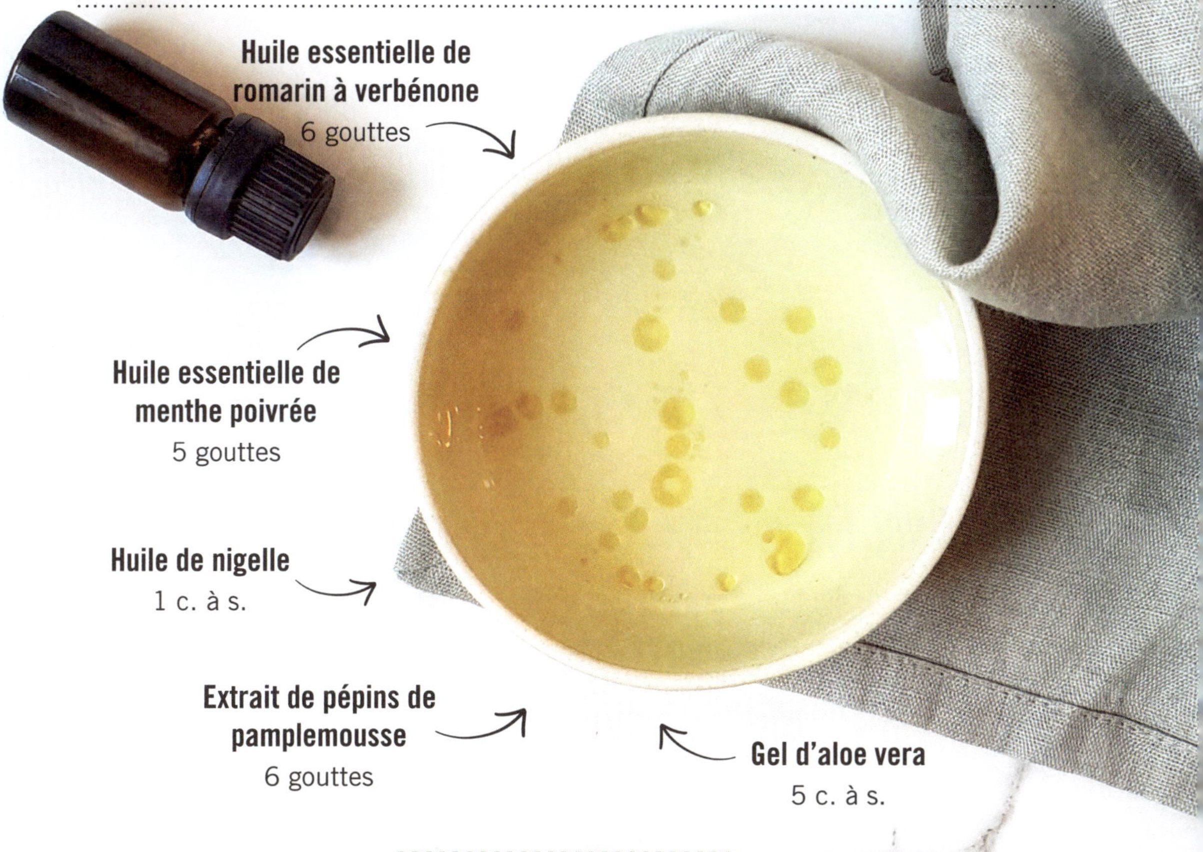

PRÉPARATION

Mélangez tous les ingrédients ensemble directement dans le flacon puis secouez fort ! C'est prêt !
Secouez le flacon avant utilisation pour bien mélanger l'huile et le gel d'aloe vera.
Appliquez juste après le rasage, faites pénétrer en tapotant légèrement.

Protecteur
Nettoyant
Réparateur

LINIMENT
P'TIT QUINQUIN

Un liniment où on sait ce qu'il y a dedans ! Il nettoie les fesses de bébé et les protège naturellement.

15 minutes

Pour un flacon de 100 ml (avec pompe)

Env. 3 mois

INGRÉDIENTS

Huile d'amande douce
14 c. à s.

Cire d'abeille
1 c. à c. rase

Eau de chaux
8 c. à s.

1. Faites fondre la cire d'abeille et l'huile d'amande douce ensemble au bain-marie.
2. Une fois le mélange fondu, retirez du feu. Versez l'eau de chaux dans l'huile en fin filet tout en mélangeant énergiquement au fouet.
3. Le mélange va s'épaissir petit à petit, continuez alors de remuer pendant le refroidissement.
4. Transférez dans un contenant propre et désinfecté.

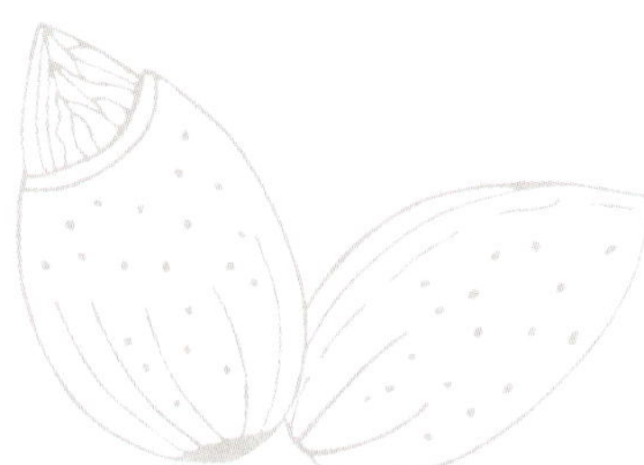

Comment l'utiliser ?

Nettoyez les fesses de bébé avec une noisette de liniment. Enlevez l'excédent avec une lingette lavable. Ce produit ne se rince pas, au contraire, il laisse un film protecteur à la surface de la peau. Il remplacera les laits de toilette conventionnels ou les lingettes nettoyantes jetables.

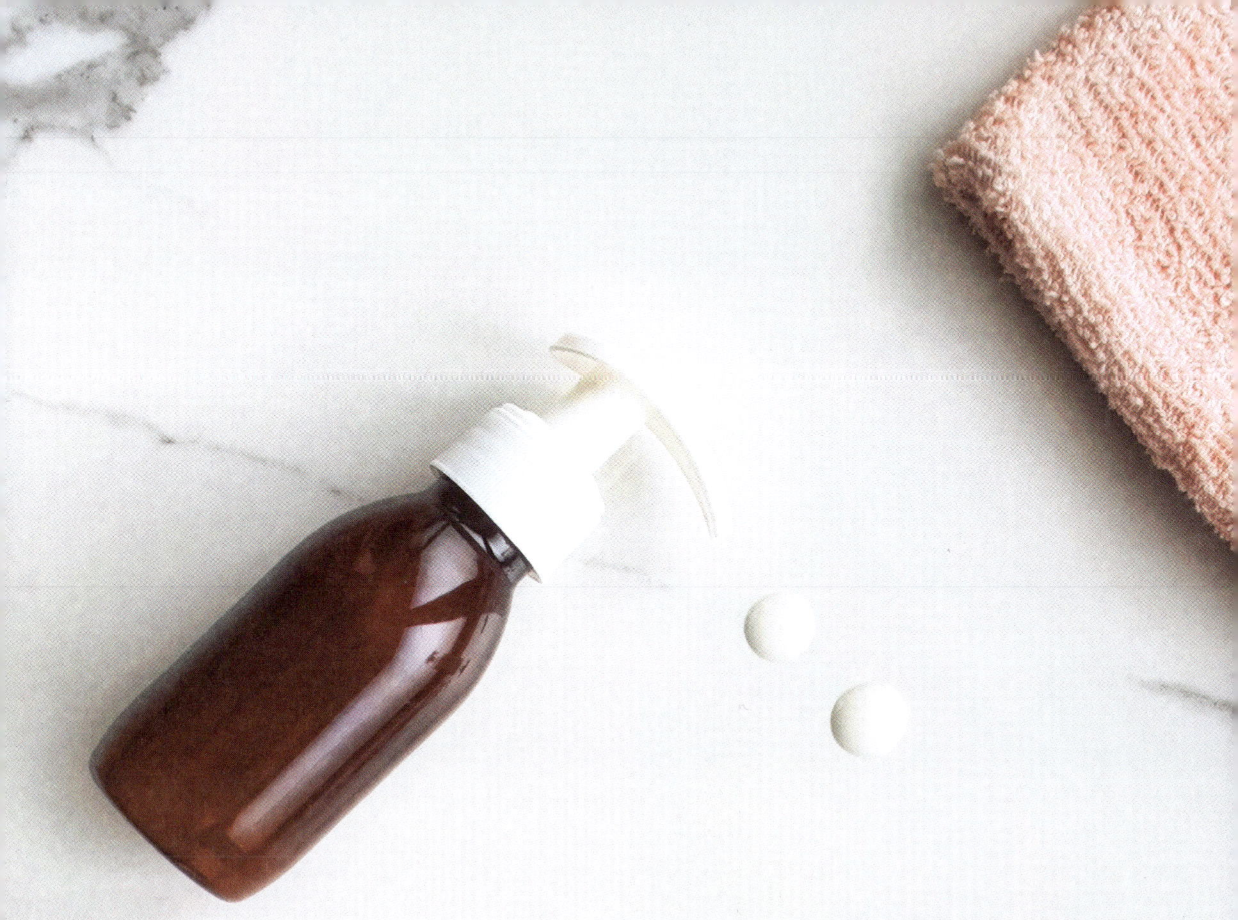

Le saviez-vous ?

Le pH du liniment est naturellement basique (autour de 9), cela permet de contrebalancer le pH acide des urines. Le liniment a un pouvoir tampon qui rétablit le pH de la peau de bébé.

Le liniment peut s'apparenter à un produit nettoyant surgras car il est issu d'une réaction de saponification : l'eau de chaux réagit avec les acides gras de l'huile et crée ainsi le liniment. Traditionnellement, on utilise de l'huile d'olive, qui laisse un fini plus riche et une odeur caractéristique. Il est possible d'utiliser d'autres huiles mais il faut faire attention à garder des huiles dont la composition en acides gras est assez proche de celle de l'huile d'olive. C'est grâce à cela que la réaction chimique entre l'huile et l'eau de chaux se réalise correctement. Voici les huiles pouvant être utilisées : olive, sésame, amande douce, noisette, argan, noyau d'abricot…

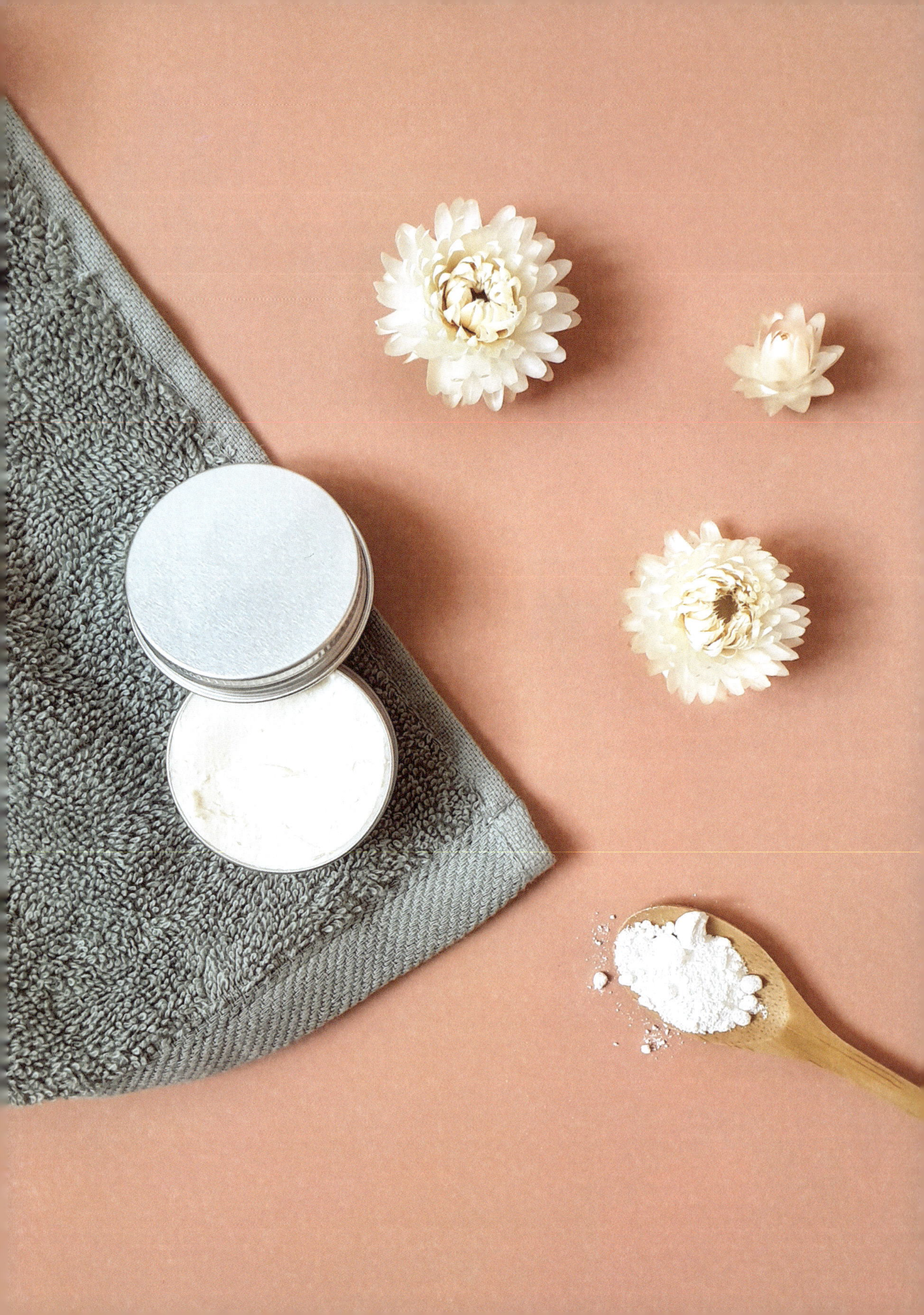

Nourrissant
Apaisant
Antiseptique

BAUME APAISANT
PICOTI PICOTA

Une texture doudou pour envelopper votre bout de chou et calmer les démangeaisons.

20 minutes	Pour un pot de 50 ml	Env. 6 mois

INGRÉDIENTS

Huile d'amande douce
11 c. à s.

Cire d'abeille
3 c. à c. rases

Oxyde de zinc
1 c. à c. rase

Vitamine E
4 gouttes

Comment l'utiliser ?

Appliquez ce baume sur les zones irritées ou très sèches. Ce baume s'utilise en curatif et non en préventif. En fait, pour les bébés et les jeunes enfants, le moins est le mieux ! Si la peau de votre enfant ne laisse apparaître aucun problème particulier, il n'est pas nécessaire d'y appliquer quoi que ce soit. En revanche, ce baume magique sera utile en cas de démangeaisons, rougeurs importantes, zones très sèches ou encore érythème fessier.

1. Faites fondre la cire d'abeille avec l'huile d'amande douce au bain-marie. Mélangez la préparation pour favoriser une fonte rapide sans trop monter en température.
2. Pendant ce temps-là, écrasez l'oxyde de zinc à la cuillère pour éviter les grumeaux. Une fois le mélange fondu, versez l'oxyde dans le mélange huileux. Agitez à la cuillère pour homogénéiser le tout.
3. Retirez du feu puis mélangez pendant que la préparation se refroidit et s'épaissit. Vous pouvez placer votre récipient dans un fond d'eau froide pour aller plus vite.
4. Ajoutez la vitamine E puis transférez dans un pot propre et désinfecté.

Apaisante
Hydratante
Cicatrisante

BB-BRUME APAISANTE

Cette eau calme le feu des petites fesses de bébé. Avec seulement trois ingrédients, il viendra à votre rescousse pour calmer les irritations et apaiser durablement votre bout de chou.

5 minutes

Pour un flacon spray de 100 ml

Conservation env. 1 mois (idéalement au frais)

INGRÉDIENTS

Glycérine
1 c. à c.

Gel d'aloe vera
3 c. à c.

Hydrolat de camomille romaine
pour remplir le reste du flacon

Extrait de pépins de pamplemousse
15 gouttes

1. Versez la glycérine et le gel d'aloe vera dans le flacon désinfecté à l'aide d'un entonnoir.
2. Ajoutez-y l'hydrolat de camomille romaine pour remplir la totalité du flacon.
3. Terminez par les gouttes d'extrait de pépins de pamplemousse puis secouez le flacon pour mélanger les ingrédients.

Comment l'utiliser ?

Appliquez cette eau apaisante sur les fesses de bébé puis faites pénétrer à l'aide d'une compresse ou d'une lingette lavable propre. Vous pouvez également l'utiliser sur le visage ou d'autres parties du corps. Cette brume ne se rince pas, bien au contraire il faut la laisser pénétrer !

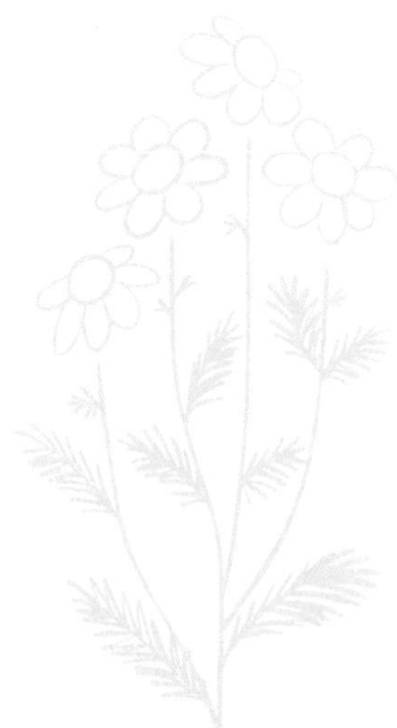

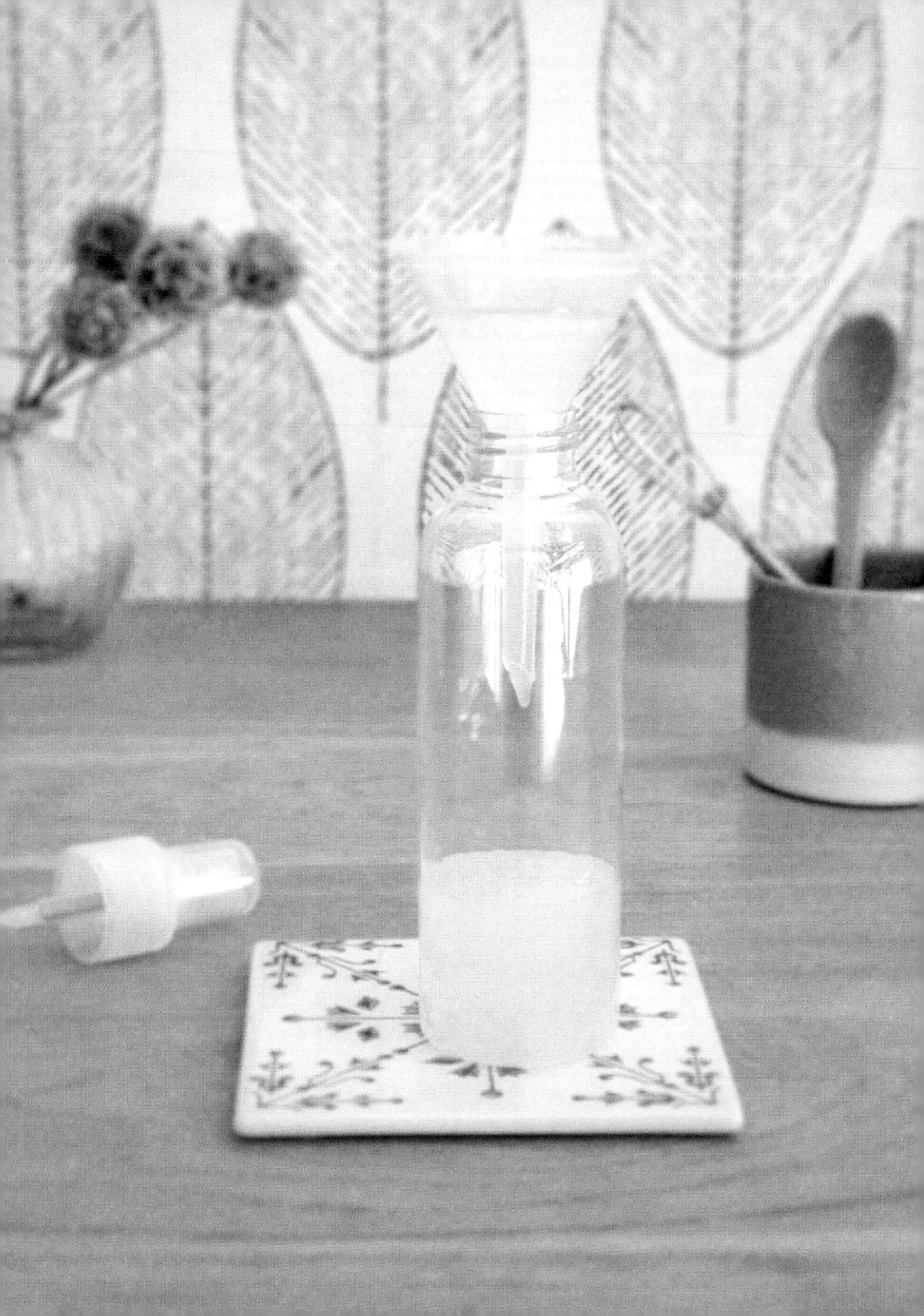

RECETTES COSMÉTIQUE SOLIDE

Protectrice
Assouplissante
Cicatrisante

BARRE DE SOIN TATOO

Tatoo compris avec cette barre de soin qui chouchoute les nouveaux tatouages. Elle nourrit, répare, protège et favorise la cicatrisation grâce à sa composition 100 % végétale. L'huile essentielle de lavande fine fait des merveilles pour régénérer la peau et l'apaiser.

30 minutes

Pour une barre de 50 g

Conservation env. 6 mois (à l'abri de la chaleur)

INGRÉDIENTS

Beurre de cacao
4 c. à s. rases

Huile de coco fondue
1 c. à c.

Huile essentielle de lavande fine
15 gouttes

Vitamine E
6 gouttes

Recette déconseillée aux femmes enceintes et allaitantes.

1. Faites fondre le beurre de cacao et l'huile de coco au bain-marie. Mélangez la préparation pour accélérer la fonte des ingrédients ce qui permet d'éviter qu'ils ne brûlent.
2. Une fois les corps gras fondus, ajoutez la vitamine E et l'huile essentielle de lavande. Versez dans un moule en silicone. Vous pouvez utiliser des moules à pâtisserie comme ceux à cannelés, tartelettes, financiers, muffins, etc.
3. Placez au congélateur durant 20 minutes. Démoulez votre barre de soin puis laissez-la durcir à température ambiante pendant 24 heures.

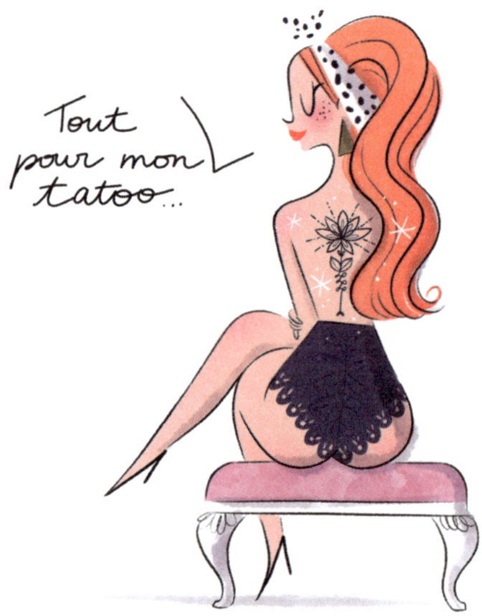

Comment l'utiliser ?

Passez la barre de soin sur votre tatouage matin et soir, elle fond au contact de la peau et y laisse un film protecteur et cicatrisant. La barre fondra plus vite en été qu'en hiver. Si elle est trop solide, réchauffez-la entre vos mains avant de l'appliquer sur votre tatouage.

Le saviez-vous ?

Le beurre de cacao ne doit pas être surchauffé sous peine de « cuire ». Ainsi, il faut éviter de dépasser 45 °C pour ne pas modifier sa structure et avoir une cristallisation uniforme. Sinon, la texture de votre barre pourrait ne pas être homogène et vous pourriez voir apparaître des petits cristaux solides à l'intérieur.

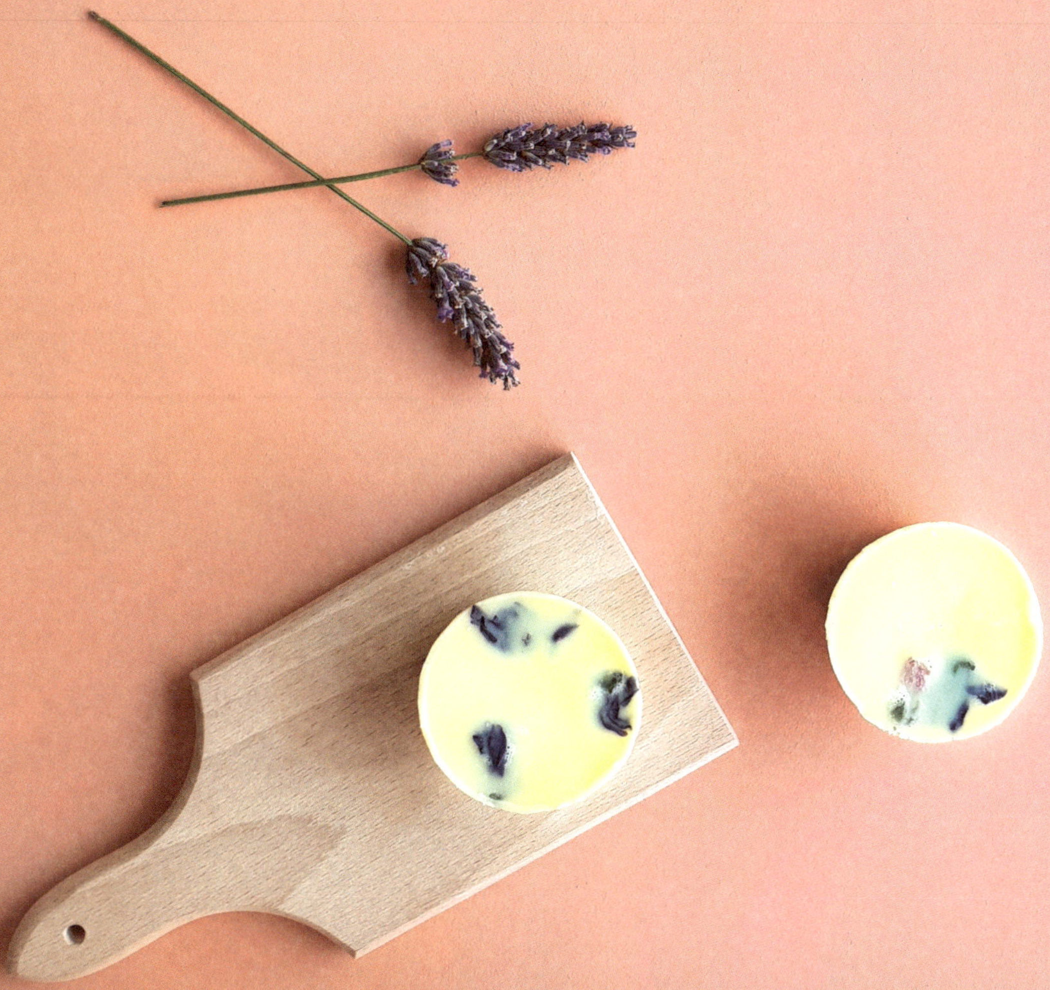

Nettoyant
Nourrissant

LE PAIN QUI MOUSSE

Un pain solide qui nettoie sous la douche et remplace vos flacons en plastique. Il est enrichi en beurre de karité et laisse la peau douce dans votre bain de mousse !

30 minutes

Pour un pain de 60 g

Conservation env. 6 mois

INGRÉDIENTS

SCI
6 c. à s. rases

Glycérine
2 c. à c.

Beurre de karité fondu
6 c. à c.

Argile blanche
4 c. à c. rases

1. Faites fondre le SCI et la glycérine au bain-marie. Mélangez la préparation pour qu'elle fonde petit à petit.
2. Pendant ce temps-là, prélevez le beurre de karité puis ajoutez-le à la préparation.
3. Une fois la préparation homogène, ajoutez-y l'argile. Mélangez, vous devez obtenir une pâte assez consistante.
4. Transférez dans un petit moule en silicone en prenant soin de tasser correctement avec le dos d'une cuillère. Placez au congélateur pendant 20 minutes. Démoulez votre pain puis laissez-le durcir à température ambiante pendant 24 heures.

Comment l'utiliser ?

Passez le pain nettoyant sur peau mouillée puis faites mousser. Veillez à ne pas le laisser dans l'eau stagnante sous peine de le voir fondre comme neige au soleil. Pour le transporter, glissez-le dans un gant de toilette ou alors un petit pot de récup. Ce pain s'utilise essentiellement sur le corps ; pour nettoyer votre visage, privilégiez les hydrolats tout doux.

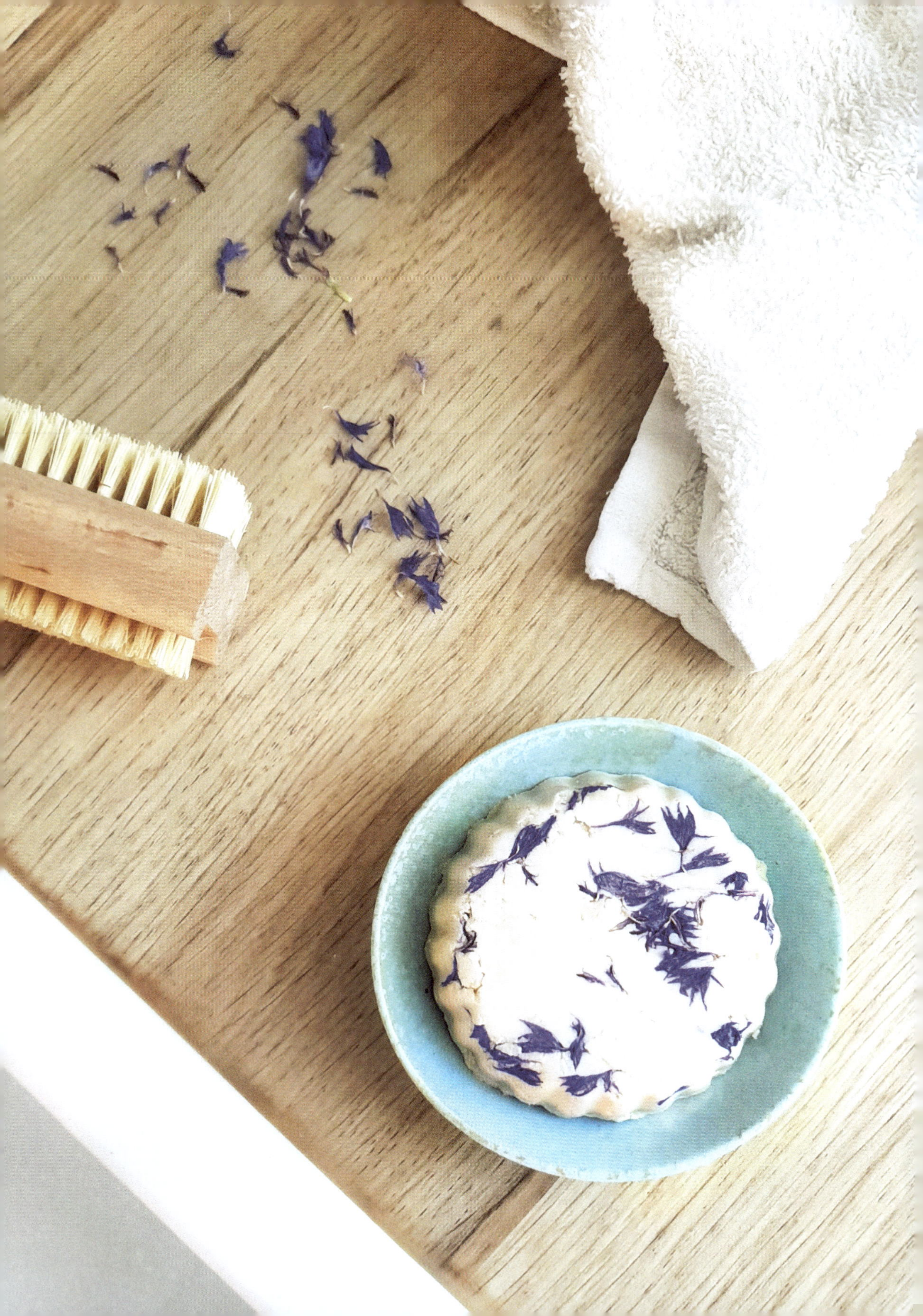

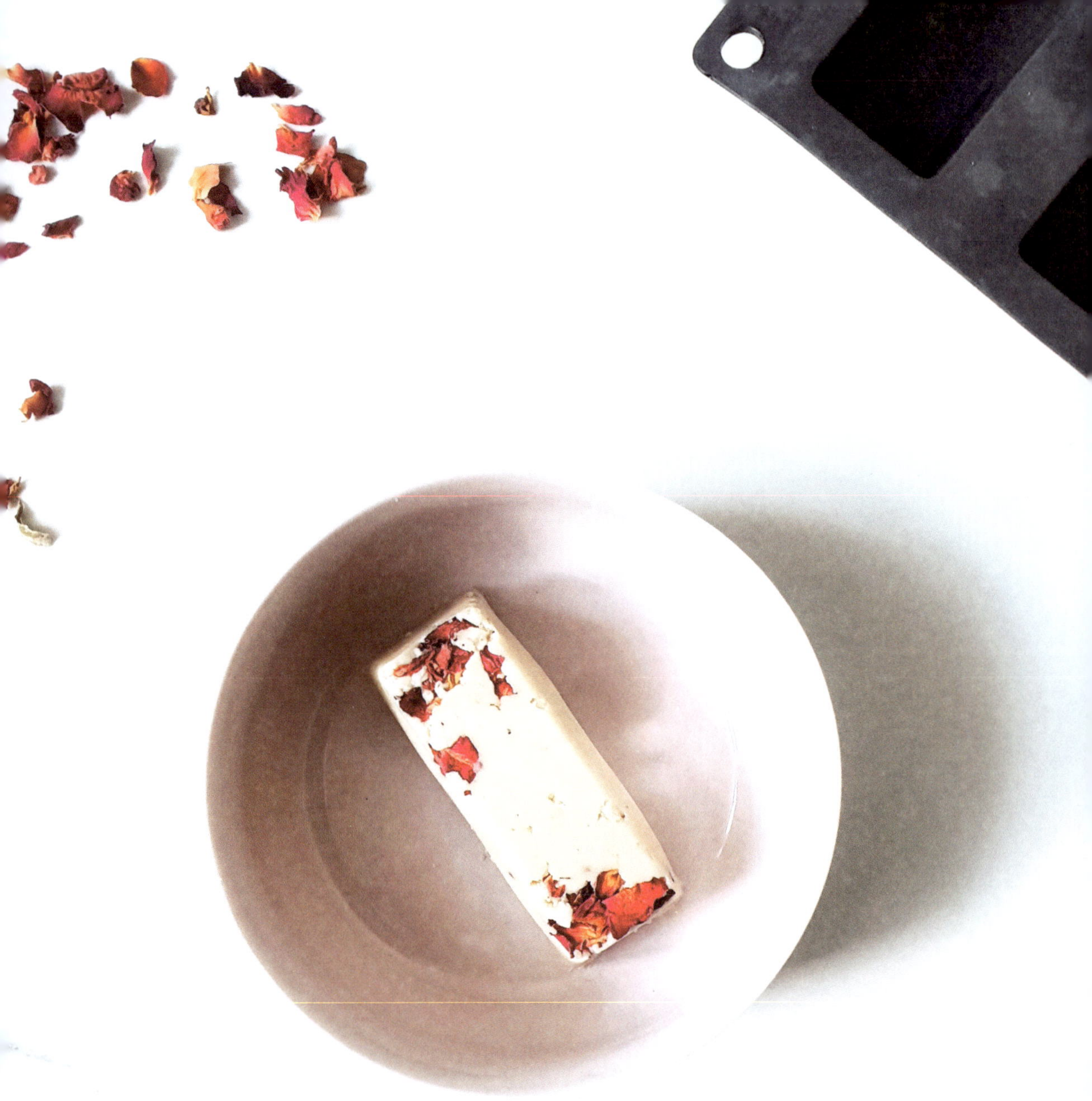

Mon petit conseil

Pour transporter votre shampoing en voyage, vous pouvez le glisser dans un gant de toilette sec. Il est aussi possible de récupérer un pot de confiture dans lequel vous aurez percé des trous au niveau du couvercle. Dans tous les cas, laissez-le bien sécher à l'air libre entre deux utilisations pour le faire durer plus longtemps.

Nettoyant
Purifiant
Réparateur

SHAMPOING DUR
AROMATIQUE

Ce shampoing solide dure, mais dure... Hyperlongtemps ! C'est votre compagnon capillaire idéal si vous voulez diminuer les déchets dans la salle de bains. Petit mais costaud, il correspond à deux bouteilles de shampoing classique.

30 minutes

Pour un shampoing de 60 g

Conservation env. 6 mois

INGRÉDIENTS

SCI
7 c. à s. rases

Hydrolat de bambou
2 c. à s.

Beurre de karité fondu
1 c. à s.

Argile blanche
3 c. à c. rases

Une ou deux huiles essentielles au choix
40 gouttes au total

> Lavande fine : *pour purifier et repousser les poux*

> Romarin à verbénone : *pour assainir*

> Menthe poivrée : *pour son côté vivifiant*

> Ylang-ylang : *pour favoriser la pousse et la brillance*

1. Faites fondre le SCI et l'hydrolat de bambou au bain-marie. Mélangez la préparation pour qu'elle fonde petit à petit.
2. Pendant ce temps-là, prélevez le beurre de karité puis ajoutez-le à la préparation.
3. Une fois la préparation homogène, ajoutez-y l'argile. Mélangez, vous devez obtenir une pâte assez consistante. Terminez par les huiles essentielles.
4. Transférez dans un petit moule en silicone en prenant soin de tasser avec le dos d'une cuillère. Placez au congélateur pendant 20 minutes. Démoulez votre shampoing puis laissez-le durcir à température ambiante pendant 24 heures.

Comment l'utiliser ?

Passez le shampoing solide sur cheveux mouillés puis faites mousser. Nettoyez-vous les cheveux comme avec un shampoing classique puis rincez à l'eau claire. Veillez à ne pas le laisser dans l'eau stagnante sous peine de le voir fondre comme neige au soleil.

Recette déconseillée aux femmes enceintes et allaitantes.

Nourrissant
Protecteur
Autobronzant

SÉRUM SOLIDE
MON PRÉCIEUX

Ces minisérums solides s'utilisent comme huile de soin pour le visage. Le macérât de carotte donne un effet bonne mine et prépare la peau au soleil. On ne dit pas non à un peu de couleur, adieu la grise mine !

30 minutes | Pour 3 minisérums de 10 g | Env. 6 mois (à l'abri de la chaleur)

INGRÉDIENTS

Beurre de karité fondu
3 c. à c.

Macérât huileux de carotte (voir recette p. 130)
4 c. à s.

Cire d'abeille
1 c. à s. rase et demie

Vitamine E
5 gouttes

Une huile essentielle au choix
20 gouttes

> PEAU NORMALE :
huile essentielle de géranium rosat
Resserre les pores, tonique cutanée, régénérante

> PEAU MIXTE À GRASSE :
huile essentielle de tea tree
Antiseptique, antifongique, antibactérienne

> PEAU SÈCHE :
huile essentielle de lavande fine
Cicatrisante, apaisante, régénérante

> PEAU SENSIBLE :
huile essentielle de camomille romaine
Apaisante, antiallergique, anti-inflammatoire

> PEAU MATURE :
huile essentielle de romarin à verbénone
Cicatrisante, régénérante cutanée

1. Faites fondre le beurre de karité, le macérât huileux et la cire d'abeille au bain-marie. Mélangez pour favoriser une fonte rapide sans trop monter en température.

2. Une fois le mélange fondu, ajoutez la vitamine E et l'huile essentielle puis versez dans des bacs à glaçons en silicone.

3. Placez au congélateur durant 20 minutes. Démoulez les minisérums puis laissez-les durcir à température ambiante pendant 24 heures.

Comment l'utiliser ?

Passez le sérum solide entre vos mains ou directement sur votre visage, il fond au contact de la peau et y laisse un film protecteur. Le sérum fondra plus vite en été qu'en hiver. Vous pouvez l'appliquer avant votre crème de jour ou en remplacement de votre crème de nuit.

Recette déconseillée aux femmes enceintes et allaitantes.

Le saviez-vous ?

Les cosmétiques solides se conservent tout seuls comme des grands. Comme ils ne contiennent ni eau ni phase aqueuse, les bactéries ne peuvent pas s'y multiplier. Pas la peine d'utiliser de conservateurs douteux ici, les cosmétiques solides sont naturellement antibactériens et rien ne peut les atteindre. À noter tout de même qu'ils renferment souvent une grande quantité de corps gras qui peuvent rancir. C'est la raison pour laquelle on ajoute toujours quelques gouttes de vitamine E pour éviter l'oxydation et une odeur âcre.

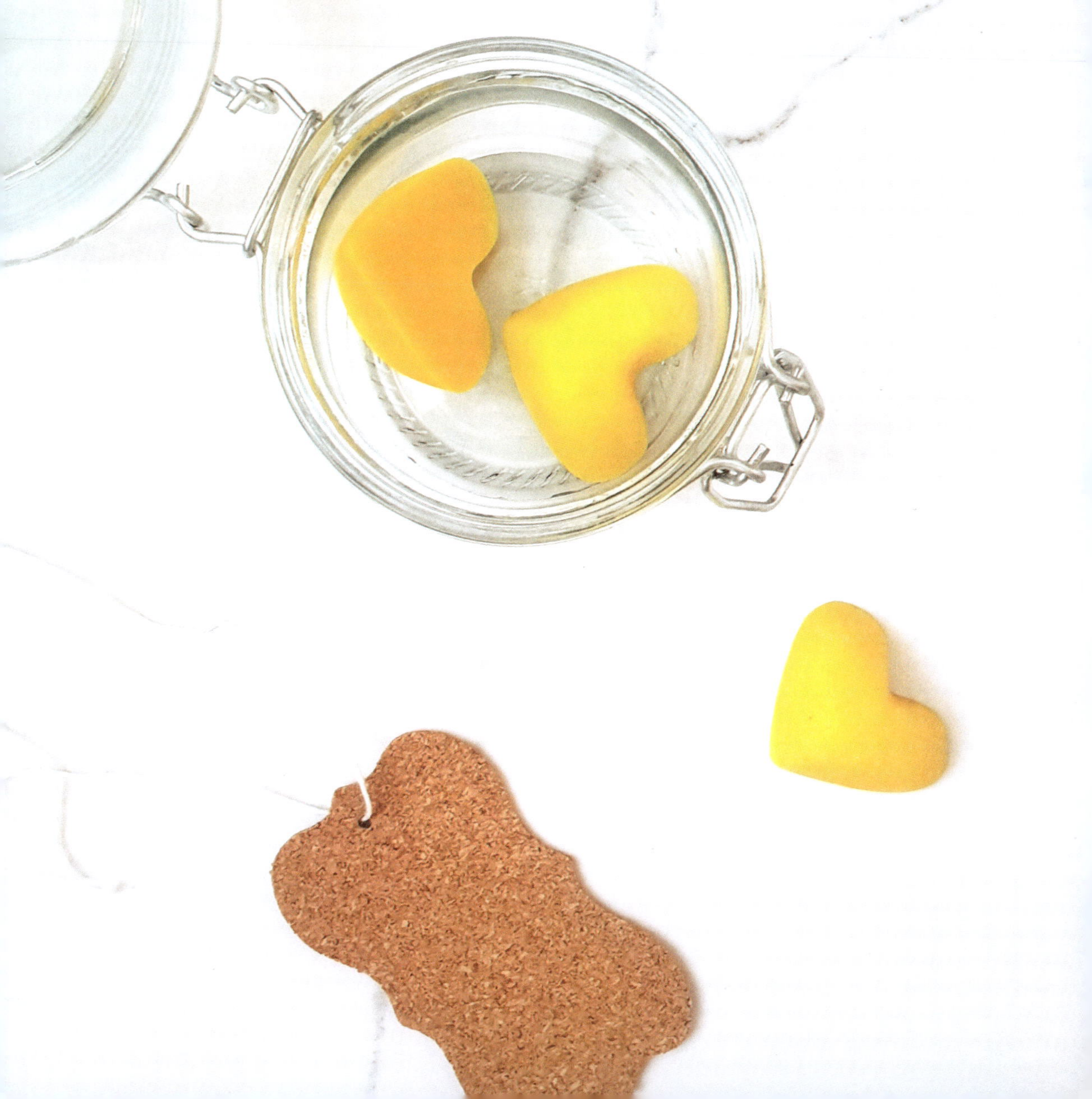

Nourrissant
Assouplissant
Protecteur

BEURRE NOURRISSANT TOUT NU

Ce beurre nourrissant n'a pas froid aux yeux ! Il se présente sans emballage et révèle une composition plus que minimaliste. Nul besoin de fioriture ici, l'huile de coco prend soin de la peau autant qu'elle la parfume.

30 minutes

Pour un beurre solide de 50 g

Env. 6 mois (à l'abri de la chaleur)

INGRÉDIENTS

Huile de coco fondue
9 c. à s.

Cire d'abeille
4 c. à s. rases

Arrow-root ou fécule de maïs
1 c. à c. rase et demie

Vitamine E
5 gouttes

1. Faites fondre l'huile de coco et la cire d'abeille au bain-marie. Mélangez la préparation pour favoriser une fonte rapide sans trop monter en température.
2. Une fois le mélange fondu, ajoutez l'arrow-root en plusieurs fois, tout en mélangeant à la cuillère. Il ne doit pas y avoir de grumeaux.
3. Terminez en ajoutant la vitamine E et mélangez.
4. Coulez dans un moule en silicone de type minitartelette ou muffin. Placez au congélateur pendant 20 minutes. Démoulez votre beurre solide puis laissez-le durcir à température ambiante pendant 24 heures.

Comment l'utiliser ?

Passez le beurre solide entre vos mains ou directement sur votre corps, il fond au contact de la peau et y laisse un film protecteur et nourrissant. Il peut aussi s'utiliser sur peau humide juste après la douche. Veillez à le conserver à l'abri de la chaleur, surtout en été !

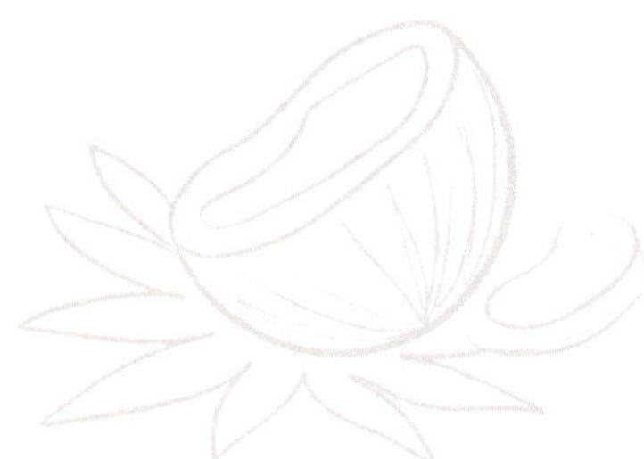

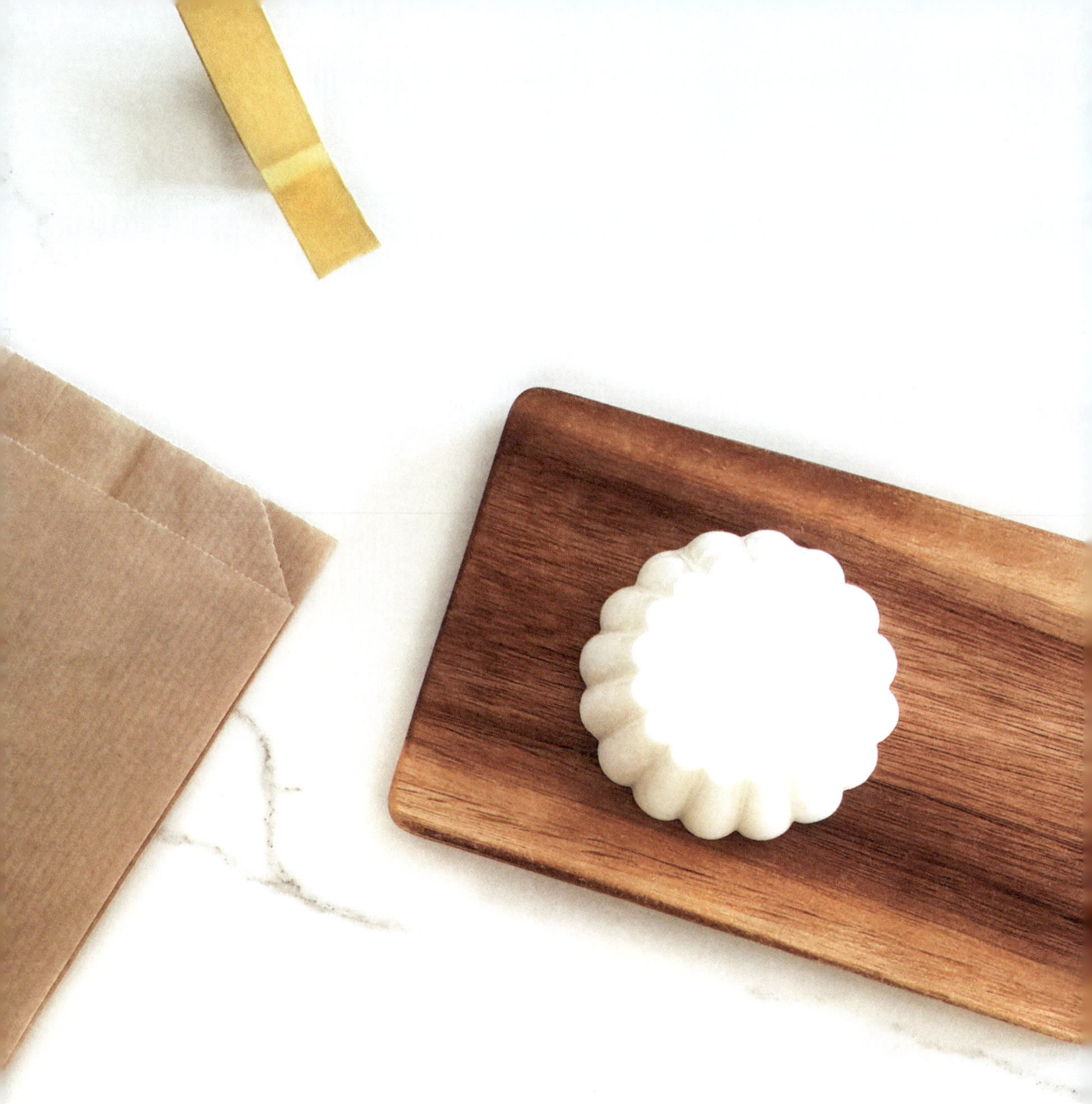

Le saviez-vous ?

Les beurres et baumes solides sont beaucoup plus concentrés en huiles que les crèmes ou les laits pour le corps, ils sont donc beaucoup plus nourrissants et s'utilisent comme des sérums. Les crèmes et les laits contiennent en effet une majorité d'eau, en général aux alentours de 50 % minimum. La phase huileuse représente, elle, entre 10 et 30 % du poids total. C'est elle qui protège la peau et la nourrit. Les huiles végétales sont mélangées à l'eau pour un fini plus léger.

Le saviez-vous ?

Un minidentifrice solide comme celui-ci correspond à deux tubes de dentifrice classique. En plus d'être minimaliste, il se conserve sans emballage et réduit ainsi les déchets ! Ultraconcentré, il dure plusieurs mois et peut être transporté facilement en voyage. Il est possible de l'utiliser à plusieurs à la maison, les bactéries et germes ne pouvant pas se développer sur un cosmétique solide. Toutefois, si cette idée vous gêne, vous pouvez en fabriquer plusieurs à la fois, en multipliant la recette par deux, trois ou quatre… Pour les distinguer entre eux, faites un signe avec un marqueur sur chacun des bâtonnets.

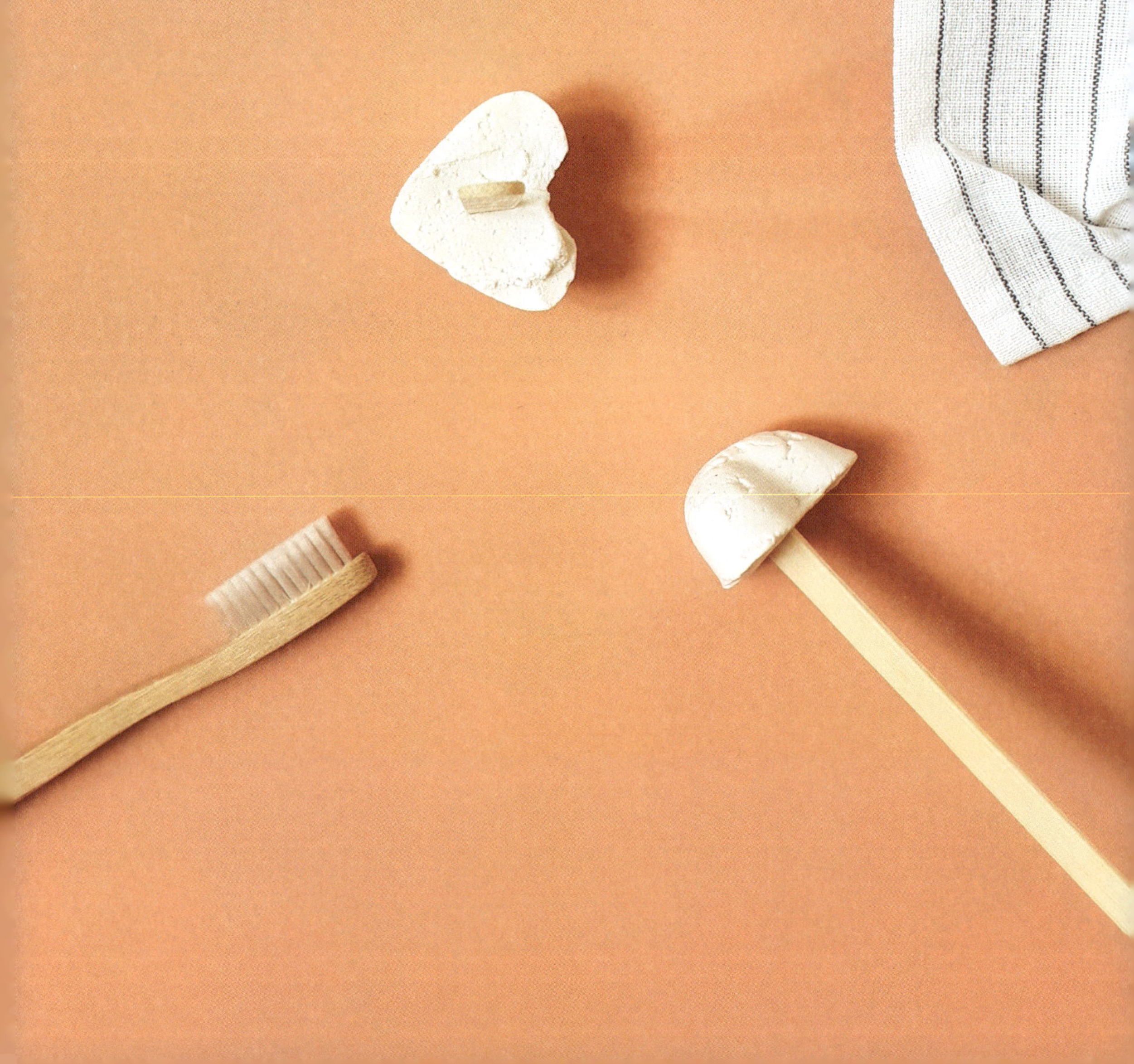

Nettoyant
Rafraîchissant
Purifiant

DENTIFRICE SOLIDE POUR ÉMILE

Prenez ce dentifrice Émile pour des dents propres, saines et une haleine fraîche. Il nettoie en douceur grâce au carbonate de calcium, une poudre blanche superfine et délicate.

30 minutes

Pour un petit dentifrice de 30 g

12 M Env. 6 mois

INGRÉDIENTS

Huile de coco fondue
2 c. à c. et demie

SCI
2 c. à s. rases

Carbonate de calcium
4 c. à s. rases

Huile essentielle de menthe poivrée
40 gouttes

Recette déconseillée aux femmes enceintes et allaitantes du fait de la présence d'huiles essentielles. Toutefois, elle peut être réalisée en remplaçant l'huile essentielle de menthe poivrée par l'huile essentielle d'orange douce qui convient à toute la famille.

1. Faites fondre l'huile de coco et le SCI au bain-marie. Mélangez la préparation pour favoriser une fonte rapide sans trop monter en température.
2. Une fois la préparation fondue, ajoutez le carbonate de calcium en plusieurs fois, tout en mélangeant à la cuillère.
3. Terminez en ajoutant l'huile essentielle de menthe poivrée et mélangez pour obtenir une pâte assez épaisse.
4. Transférez la pâte dans un moule en silicone de type moule à minicannelé ou bac à glaçons. Enfoncez un bâtonnet en bois au centre du dentifrice. Vous pouvez récupérer les bâtonnets que l'on trouve sur les glaces à l'eau par exemple.
5. Placez au congélateur durant 20 minutes. Démoulez votre dentifrice solide puis laissez-le durcir à température ambiante pendant 24 heures.

Comment l'utiliser ?

Frottez votre brosse à dents mouillée à l'eau chaude sur votre dentifrice solide. Très peu de matière suffit pour nettoyer les dents. Brossez-vous ensuite les dents comme avec un dentifrice classique. Conservez votre dentifrice à l'air libre sur un porte-savon ou alors dans votre gobelet à brosse à dents.

RECETTES
MAQUILLAGE

Nourrissant
Camouflant

STICK ANTICERNES BANANA

Un correcteur jaune banane ? C'est tout simplement votre meilleur ami pour estomper les méchants cernes qui assombrissent votre regard.

30 minutes

Pour 2 sticks à lèvres vides de 10 ml

Conservation env. 6 mois

INGRÉDIENTS

Beurre de cacao
2 c. à c. rases

Cire d'abeille
1 c. à c. rase

Huile de noisette
3 c. à c.

Vitamine E
4 gouttes

Arrow-root ou fécule de maïs
2 c. à c. rases

Oxyde de zinc
1 c. à c. rase et demie

Oxyde jaune ou curcuma
3 pointes de couteau

1. Mettez le beurre de cacao, la cire d'abeille, et l'huile de noisette dans un bol puis placez-le au bain-marie.
2. Mettez l'arrow-root et l'oxyde de zinc dans un autre bol puis écrasez le mélange à la cuillère. Ajoutez ensuite l'oxyde jaune et écrasez pour l'incorporer.
3. Une fois les corps gras fondus, sortez le bol du bain-marie.
4. Ajoutez-y les poudres et mélangez bien. Terminez par la vitamine E
5. Sans attendre, versez dans 2 tubes de type stick à lèvres. Laissez ensuite refroidir pendant 24 h.

Comment l'utiliser ?

Appliquer le correcteur au niveau des cernes puis estompez au doigt ou au pinceau. Appliquez ensuite votre poudre libre pour unifier le teint. Ce stick peut aussi s'utiliser si vous avez des veinules apparentes.

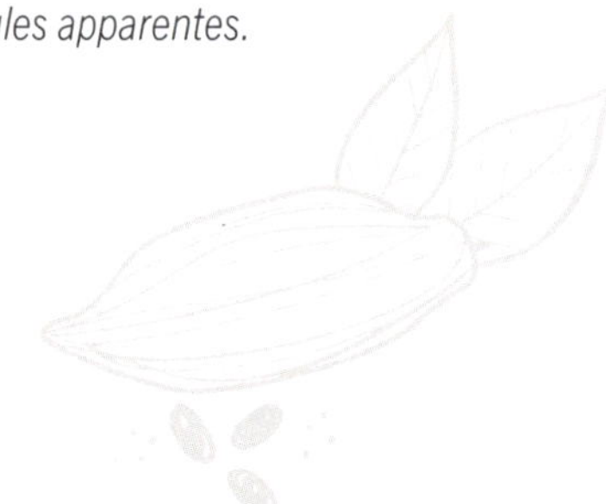

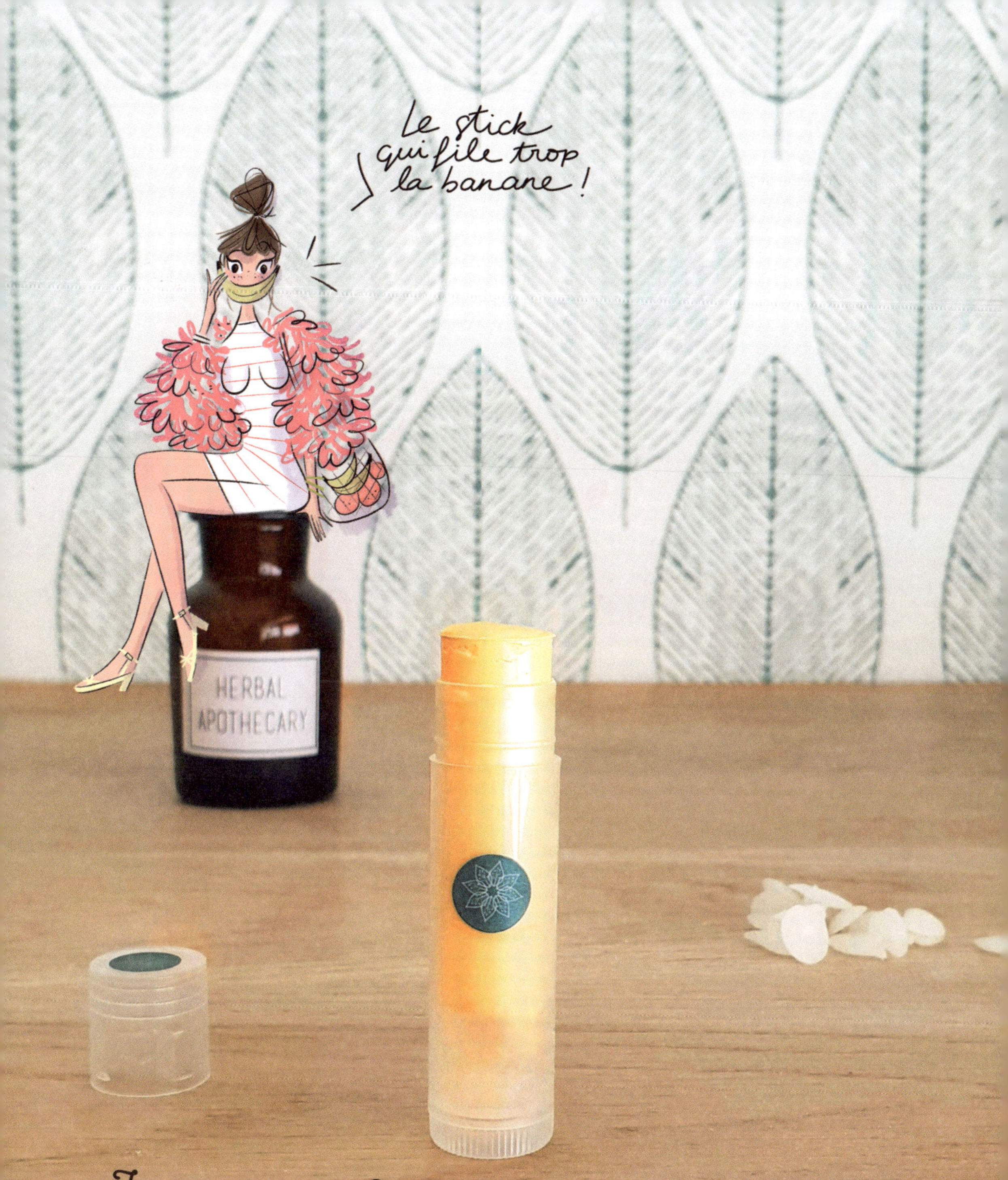

Le saviez-vous ?

Le jaune est la couleur complémentaire du violet. Cela veut dire que les deux teintes s'annulent lorsqu'on les mélange. Ce stick camoufle les cernes violacés mais aussi les veinules apparentes.

Mon petit conseil

Il n'est pas aisé de nettoyer le récipient ayant servi à la fabrication. S'il vous reste de la matière, ne la versez surtout pas dans votre évier, celle-ci durcit instantanément. Remplissez un autre tube ou alors videz cela dans votre poubelle. Essuyez ensuite l'intérieur du récipient avec un chiffon ou de l'essuie-tout pour enlever le maximum. Il ne vous reste plus qu'à le mettre dans votre lave-vaisselle ou le laver à la main.

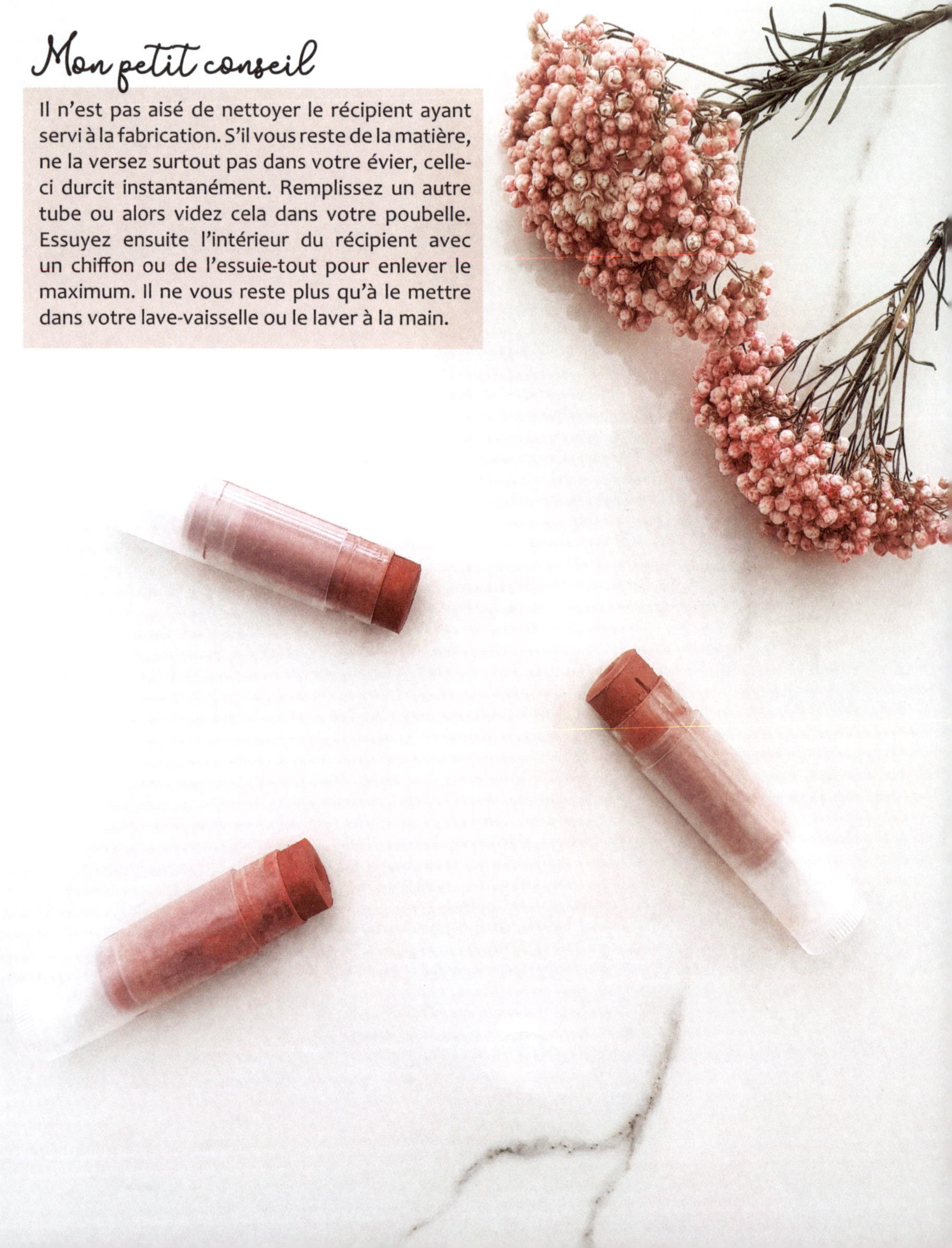

Nourrissant
Protecteur

ROUGE À LÈVRES
BIG BISOUS

Fabriquer un rouge à lèvres c'est un peu comme faire de l'aquarelle : on s'amuse avec les pigments jusqu'à obtenir la teinte voulue. Il faudra donc réviser vos couleurs primaires et leurs mélanges !

20 minutes

Pour 2 sticks à lèvres vides de 10 ml

Conservation env. 6 mois

INGRÉDIENTS

Beurre de karité fondu
1 c. à c.

Cire d'abeille
1 c. à c. rase

Huile de noisette
3 c. à c. et demie

Vitamine E
4 gouttes

Pigments

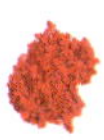

POUR DU ROUGE :
½ c. à c. d'oxyde rouge mat
+ ½ c. à c. de mica rouge satiné

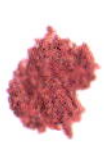

POUR DU ROSE :
¼ de c. à c. d'oxyde rouge mat
+ ¼ de c. à c. d'oxyde blanc
+ ½ c. à c. de mica rose

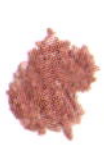

POUR DU NUDE :
½ c. à c. d'oxyde blanc
+ 2 pointes de couteau d'oxyde
rouge + 2 pointes de couteau d'oxyde marron

1. Dans un bol, mettez le beurre de karité, la cire d'abeille, l'huile de noisette puis placez-le au bain-marie.
2. Une fois les corps gras fondus, sortez le bol du bain-marie.
3. Ajoutez-y les pigments et mélangez bien. Terminez par la vitamine E.
4. Sans attendre, versez dans 2 tubes de type stick à lèvres. Laissez ensuite refroidir pendant 24 heures.

Comment l'utiliser ?

Comme un rouge à lèvres classique ! Vous pouvez l'appliquer au pinceau pour plus de précision.

ASTUCES : les pigments s'ajoutant directement au mélange, il vaut mieux avoir la main légère au début. Voici quelques tips pour atteindre la teinte de vos rêves...

Pour rendre PLUS ROSE	ajoutez UN PEU DE BLANC
Pour rendre PLUS FONCÉ	ajoutez UN PEU DE NOIR
Pour rendre PLUS ORANGÉ	ajoutez UN PEU DE JAUNE
Pour rendre PLUS VIOLINE	ajoutez UN PEU DE BLEU

ANTICERNES
POUDRE AUX YEUX

Mettez-en plein la vue avec un regard frais et lumineux ! Cet anticernes à la compo minime éclaircit les vilaines poches sous les yeux pour les flouter au naturel.

30 minutes

Pour 1 petit pot de 7 ml ou 1 minipoudrier

durée illimitée

INGRÉDIENTS

Arrow-root ou fécule de maïs
1 c. à c. rase

Oxyde de zinc
1 c. à c. rase

Pigments au choix selon la nuance choisie (voir ci-contre)

Comment l'utiliser ?

Prélevez une petite quantité de poudre à l'aide d'un pinceau correcteur plat. Tapotez pour enlever l'excédent puis appliquez par petites touches sur les cernes. Appliquez ensuite votre fond de teint minéral par-dessus. L'anticernes doit être plus clair que votre carnation. Cela permet d'éclaircir la zone d'ombre sous les yeux.

1. Dans un mortier à poudre, mettez l'arrow-root, l'oxyde de zinc et les pigments. Mélangez à la cuillère.
2. Écrasez le mélange de poudres à l'aide du pilon pendant un bon quart d'heure. Il ne faut pas avoir peur d'user d'huile de coude ! Il est préférable de presser la poudre contre la paroi en faisant des mouvements horizontaux de gauche à droite. À la fin, il ne doit plus rester de trace de pigments lorsque vous passez le pilon.
3. Transférez dans un petit pot propre.

Mon petit conseil

Pensez à bien hydrater votre peau avant d'appliquer du maquillage minéral sinon il pourrait marquer les ridules. Massez avec une huile sèche le contour des yeux, attendez quelques minutes qu'elle pénètre, appliquez ensuite votre correcteur.

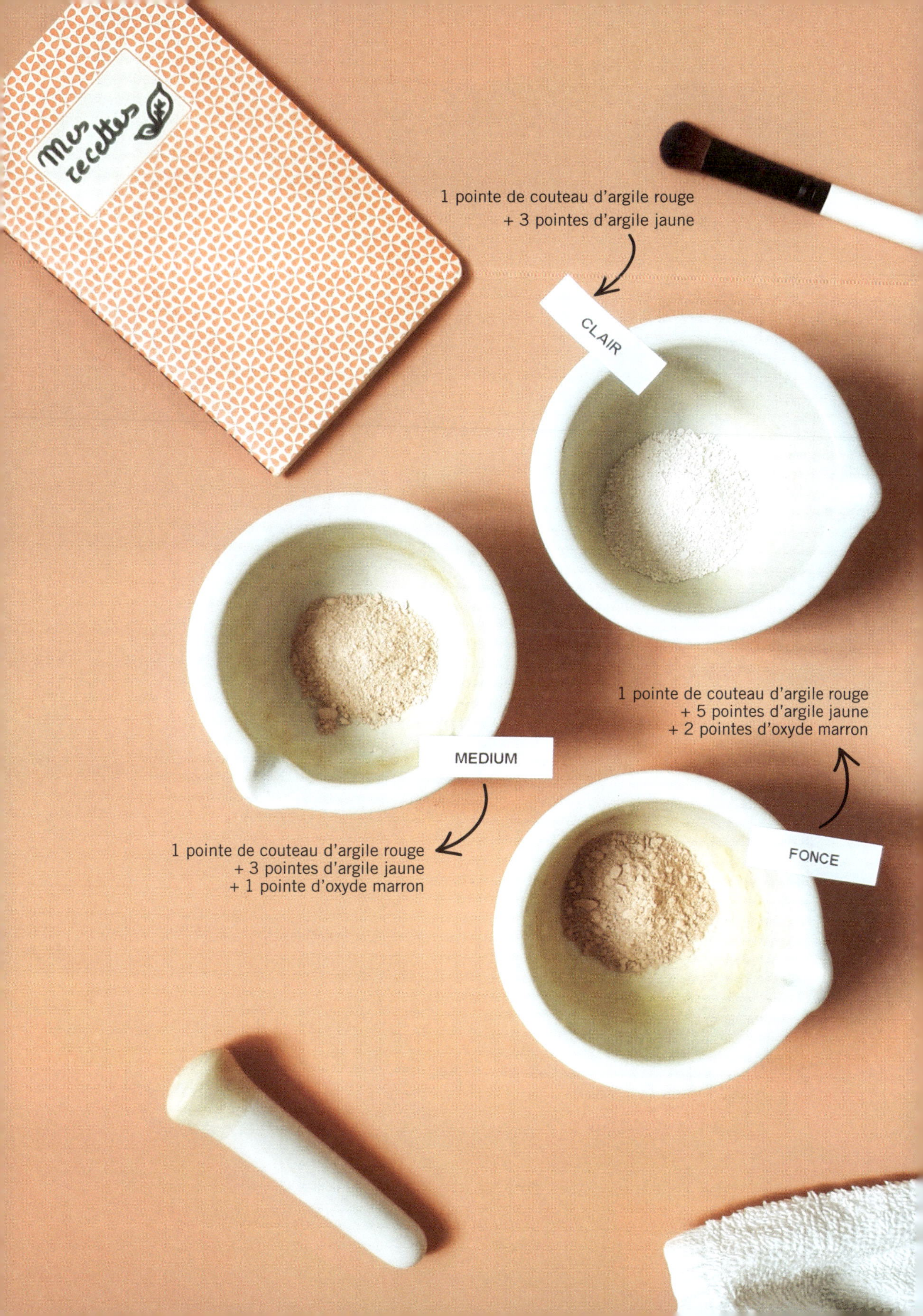
Mes recettes
1 pointe de couteau d'argile rouge
+ 3 pointes d'argile jaune
CLAIR
MEDIUM
1 pointe de couteau d'argile rouge
+ 3 pointes d'argile jaune
+ 1 pointe d'oxyde marron
1 pointe de couteau d'argile rouge
+ 5 pointes d'argile jaune
+ 2 pointes d'oxyde marron
FONCE

POUDRE À SOURCILS PARFAITS

Voilà une tendance au poil : les sourcils fournis et dessinés pour un regard qui a du caractère ! Cette poudre s'utilise facilement aussi bien par les beauty addicts que les maquilleuses débutantes.

30 minutes

Pour 1 petit pot de 7 ml ou un minipoudrier

Conservation env. 1 an

INGRÉDIENTS

Arrow-root ou fécule de maïs
1 c. à c. rase

Oxyde de zinc
½ c. à c. rase

Huile végétale de votre choix
4 gouttes

Pigments au choix selon la nuance choisie (voir ci-contre)

1. Dans un mortier à poudre, mettez l'arrow-root et l'oxyde de zinc.
2. Ajoutez les pigments puis écrasez à l'aide du pilon pendant un bon quart d'heure. Il ne faut pas avoir peur d'user d'huile de coude ! Il est préférable de presser la poudre contre la paroi en faisant des mouvements horizontaux de gauche à droite. À la fin, il ne doit plus rester de trace de pigments lorsque vous passez le pilon.
3. Versez les 4 gouttes d'huile végétale de votre choix puis mélangez à la cuillère. Écrasez à nouveau au pilon pour une poudre homogène.
4. Transférez dans un petit pot propre.

ASTUCES : Après avoir mis votre poudre, appliquez un peu de gel d'aloe vera sur les sourcils à l'aide d'une petite brosse. Cela va fixer le maquillage et évite le côté sourcils « ébouriffés ».

Comment l'utiliser ?

Appliquez la poudre au pinceau par petites touches pour combler les creux ou dessiner l'arcade des sourcils. Le résultat est beaucoup plus naturel qu'avec un crayon. En plus, la poudre est très facile à appliquer sans risque de faire de bavures.

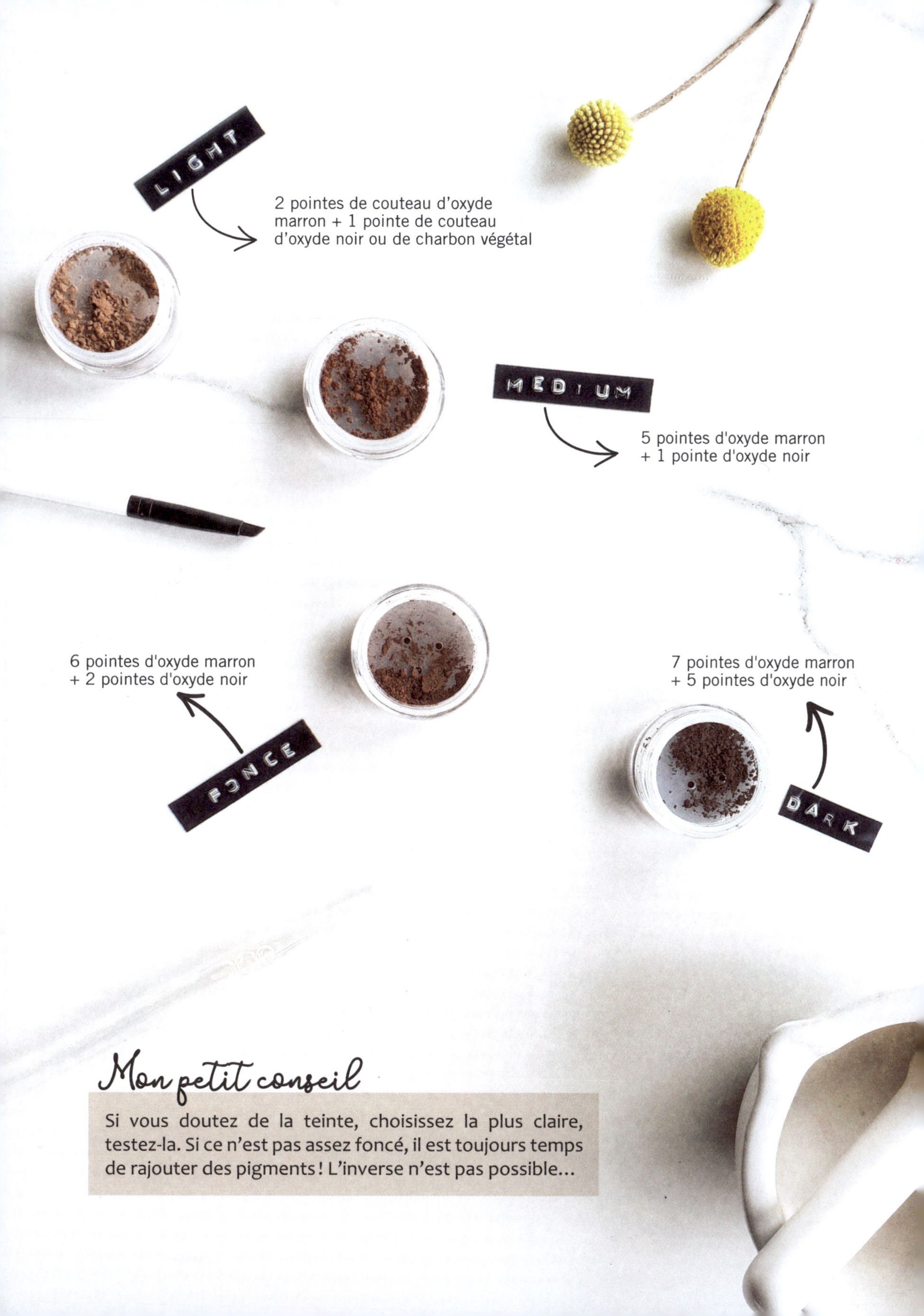

LIGHT : 2 pointes de couteau d'oxyde marron + 1 pointe de couteau d'oxyde noir ou de charbon végétal

MEDIUM : 5 pointes d'oxyde marron + 1 pointe d'oxyde noir

FONCE : 6 pointes d'oxyde marron + 2 pointes d'oxyde noir

DARK : 7 pointes d'oxyde marron + 5 pointes d'oxyde noir

Mon petit conseil

Si vous doutez de la teinte, choisissez la plus claire, testez-la. Si ce n'est pas assez foncé, il est toujours temps de rajouter des pigments ! L'inverse n'est pas possible…

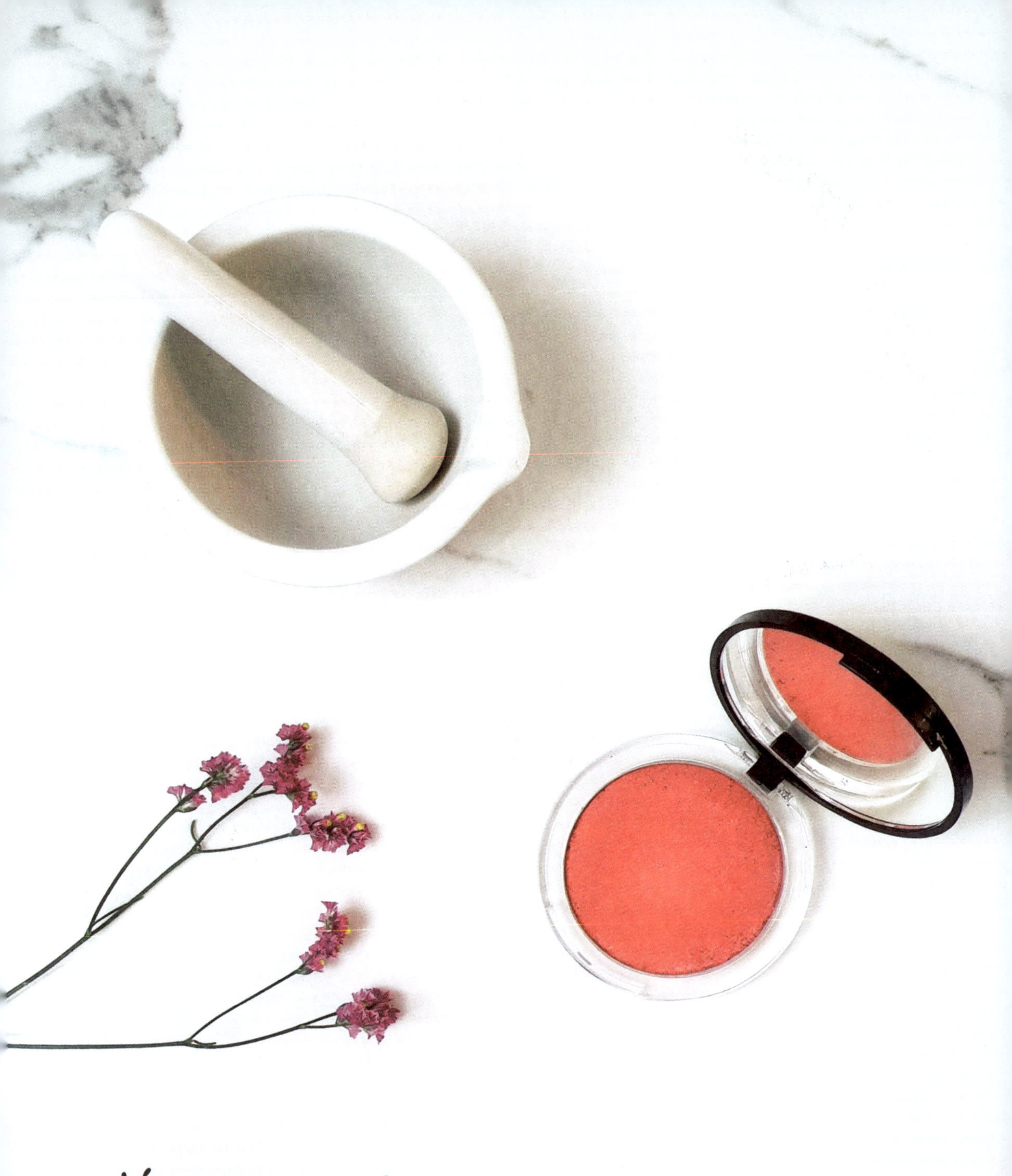

Mon petit conseil

Pour nettoyer mes pinceaux entre chaque utilisation, je réalise un spray désinfectant en mélangeant de l'alcool à 70 ° et une trentaine de gouttes d'huile essentielle de citron et de litsée citronnée. Pour l'alcool, vous pouvez aussi utiliser de la vodka bon marché.

BLUSH
POUPOUPIDOU

Un blush mi-végétal mi-minéral qui apporte un peu de peps ça ne se refuse pas ! En plus, c'est beaucoup plus simple à faire qu'il n'y paraît...

30 minutes

Pour un boîtier à blush de récup' ou neuf

Conservation env. 1 an

INGRÉDIENTS

Arrow-root ou fécule de maïs
½ c. à c. rase

Oxyde de zinc
1 c. à c. rase

Argile rouge
1 c. à c. rase

Mica rose
1 c. à c. rase

Beurre de cacao
¾ de c. à c. rase

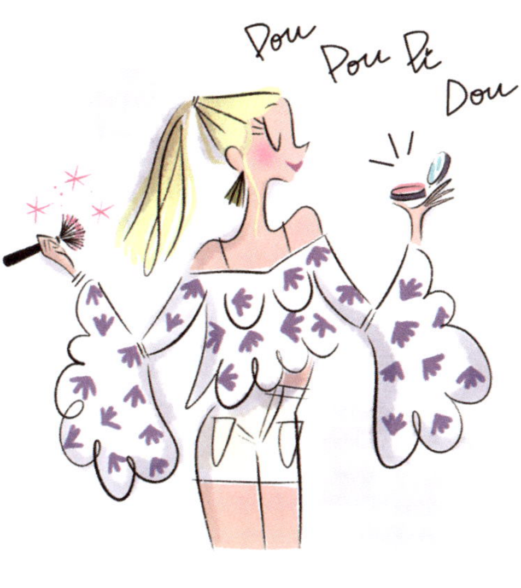

1. Versez l'arrow-root, l'oxyde de zinc, l'argile rouge et le mica rose dans un mortier à poudre. Mélangez le tout à la cuillère.
2. Écrasez le mélange de poudres à l'aide du pilon pendant un bon quart d'heure. Il ne faut pas avoir peur d'user d'huile de coude ! Il est préférable de presser la poudre contre la paroi en faisant des mouvements horizontaux de gauche à droite. À la fin, il ne doit plus rester de trace de pigments lorsque vous passez le pilon.
3. Faites fondre le beurre de cacao puis versez-le sur le mélange de poudres. Mélangez rapidement à la cuillère puis écrasez à nouveau avec le pilon. La poudre sera légèrement humide ; elle doit être homogène et sans grumeaux.
4. Transférez immédiatement la préparation dans le godet de votre boîtier à blush. Tassez grossièrement à la cuillère puis pressez la préparation à l'aide d'un verre ou d'un gobelet de la même taille que votre godet.
5. Laissez votre blush se solidifier pendant quelques heures.

Comment l'utiliser ?

Appliquez votre blush à l'aide d'un pinceau biseauté sur le haut de vos pommettes.

Matifiante
Antiseptique
Régulatrice du sébum

POUDRE MINÉRALE POUR LE TEINT
STARLIGHT

Cette poudre laisse la peau respirer comme il se doit ! En plus de ça, elle unifie le teint, matifie et camoufle les petites imperfections. L'oxyde de zinc purifie et protège du soleil, une vraie poudre multitâche !

30 minutes | Pour 1 pot de 30 ml ou un poudrier | durée illimitée

INGRÉDIENTS

Arrow-root ou fécule de maïs
2 c. à c. rases

Oxyde de zinc
2 c. à c. rases

Argile rose
½ c. à c. rase

Pigments au choix selon la nuance choisie (voir ci-contre)

1. Dans un mortier à poudre, mettez l'arrow-root, l'oxyde de zinc et l'argile rose. Mélangez à la cuillère.
2. Ajoutez les pigments puis écrasez à l'aide du pilon pendant un bon quart d'heure. Il ne faut pas avoir peur d'user d'huile de coude ! Il est préférable de presser la poudre contre la paroi en faisant des mouvements horizontaux de gauche à droite. À la fin, il ne doit plus rester de trace de pigments lorsque vous passez le pilon.
3. Transférez dans un petit pot propre.

Comment l'utiliser ?

Appliquez la poudre avec un pinceau de type kabuki. Prélevez un peu de matière, tapotez pour enlever l'excédent, appliquez par mouvements circulaires sur le visage. N'oubliez pas le cou afin d'éviter toute démarcation. Il est possible de renouveler l'application afin d'avoir une couvrance plus importante !

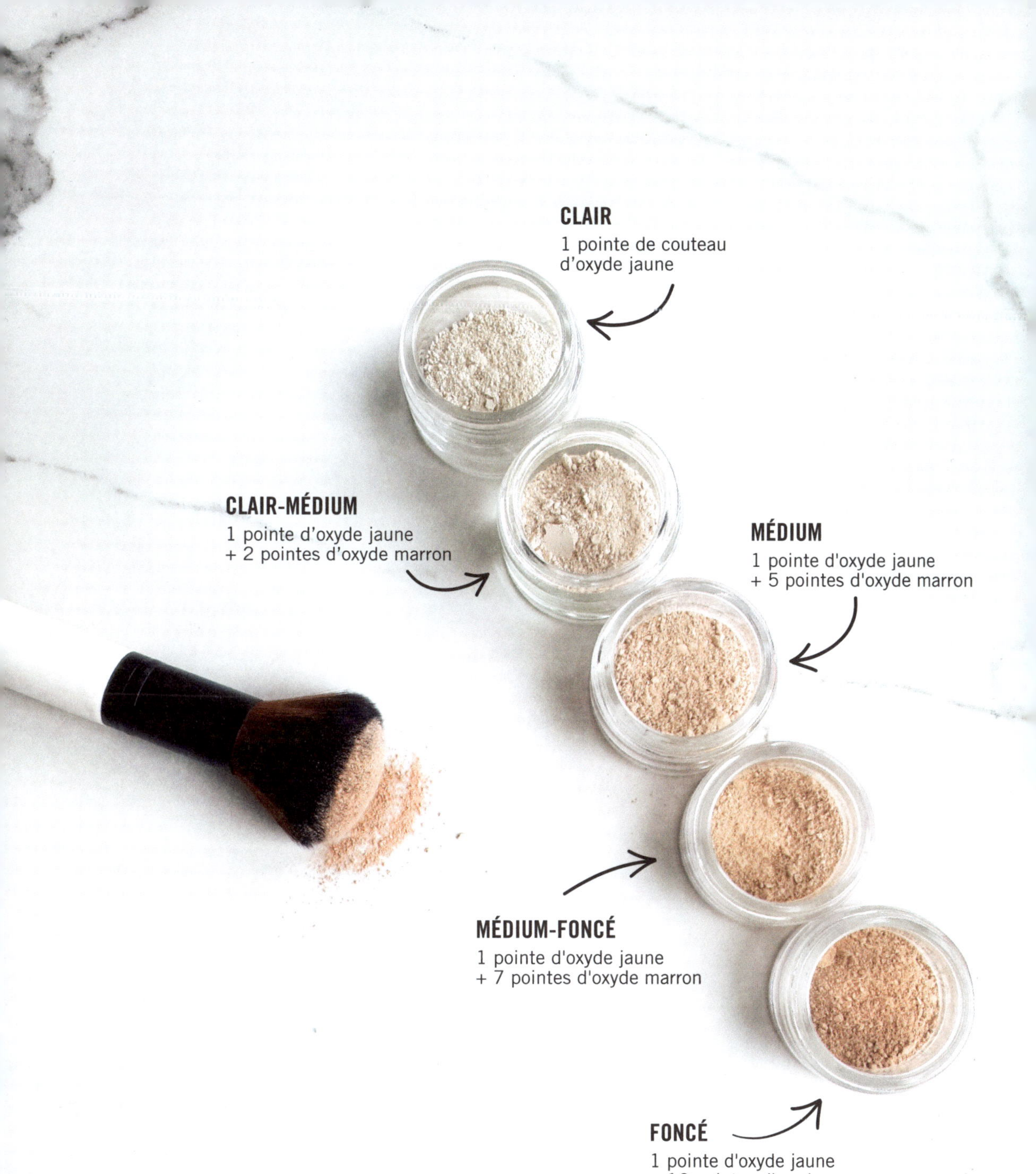
CLAIR
1 pointe de couteau d'oxyde jaune
CLAIR-MÉDIUM
1 pointe d'oxyde jaune + 2 pointes d'oxyde marron
MÉDIUM
1 pointe d'oxyde jaune + 5 pointes d'oxyde marron
MÉDIUM-FONCÉ
1 pointe d'oxyde jaune + 7 pointes d'oxyde marron
FONCÉ
1 pointe d'oxyde jaune + 12 pointes d'oxyde marron

Mon petit conseil

Si vous doutez de la teinte, choisissez la plus claire, testez-la. Si ce n'est pas assez foncé, il est toujours temps de rajouter des pigments ! L'inverse n'est pas possible…

POUDRE ANTIROUGEURS
C'EST GREEN

Ce correcteur vert cache le rouge avec brio ! Pourquoi faire compliqué quand on peut faire simple ? Avec seulement quatre ingrédients vous pouvez réaliser un correcteur qui n'aura rien à envier au tout chimique...

20 minutes

Pour 1 petit pot de 7 ml ou un minipoudrier

Conservation : durée illimitée

INGRÉDIENTS

Arrow-root ou fécule de maïs
1 c. à c. rase

Oxyde de zinc
1 c. à c. rase

Oxyde bleu
1 pointe de couteau

Oxyde jaune
1 pointe de couteau

1. Dans un mortier à poudre, mettez l'arrow-root, l'oxyde de zinc et les pigments. Mélangez toutes les poudres à la cuillère.
2. Écrasez le mélange de poudre à l'aide du pilon pendant un bon quart d'heure. Il ne faut pas avoir peur d'user d'huile de coude ! Il est préférable de presser la poudre contre la paroi en faisant des mouvements horizontaux de gauche à droite. À la fin, il ne doit plus rester de trace de pigments lorsque vous passez le pilon.
3. Transférez dans un petit pot propre.

Comment l'utiliser ?

Prélevez une petite quantité de poudre à l'aide d'un pinceau correcteur plat. Tapotez pour enlever l'excédent de poudre puis appliquez par petites touches sur les rougeurs et les cicatrices rouges. Appliquez ensuite votre fond de teint minéral par-dessus.

Le saviez-vous ?

Le vert est la couleur complémentaire du rouge. Cela veut dire que les deux teintes s'annulent lorsqu'on les mélange. Cette poudre camoufle les rougeurs ainsi que les traces de cicatrices.

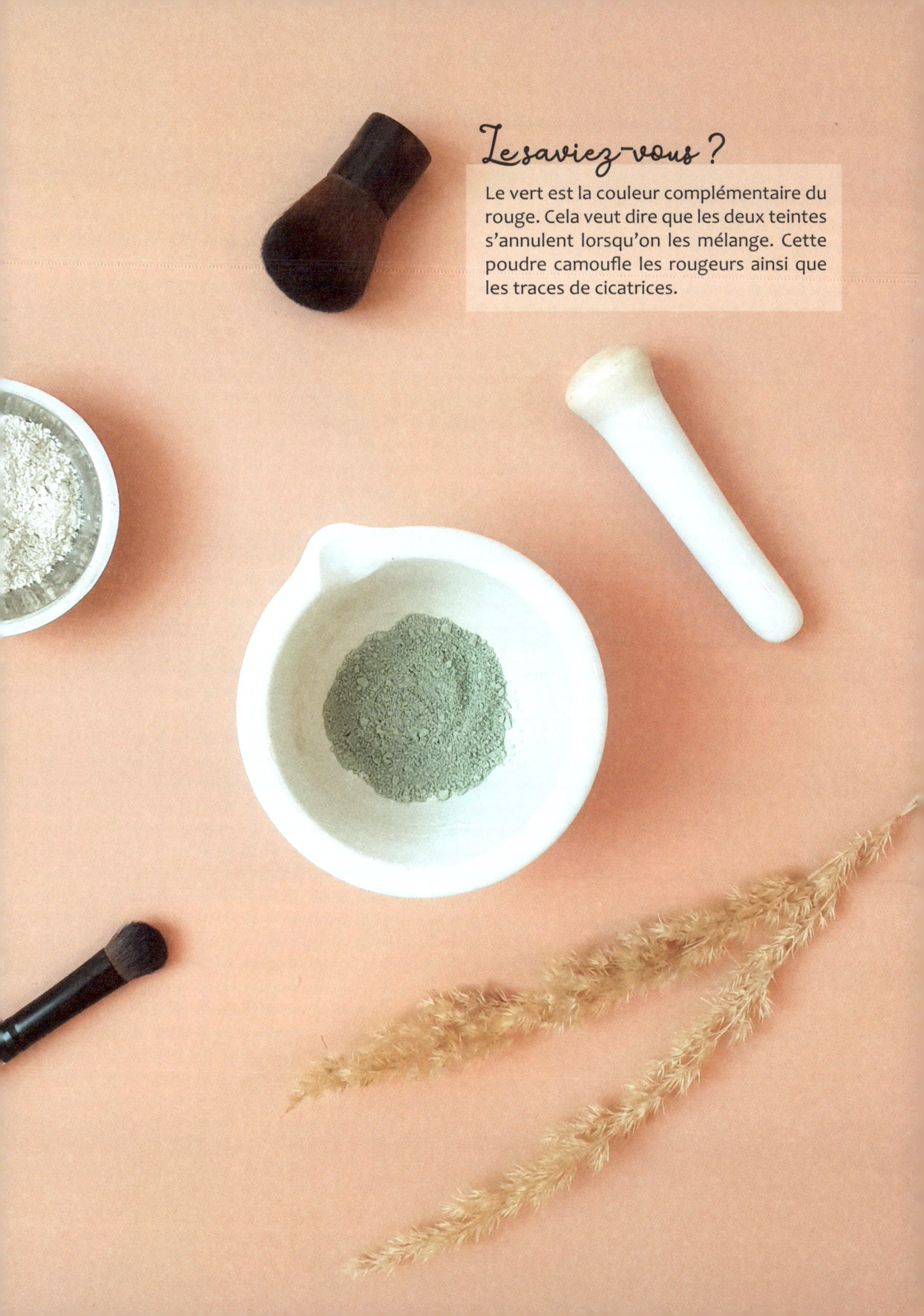

TABLEAU DES GRAMMAGES POUR 27 RECETTES

(les chiffres de concentrations et de grammages ont été arrondis.)

LOTION TONIK' - Pour 150 g soit 150 ml

Ingrédients	%	g
Propolis	1	1,5
Glycérine	5	7,5
Extrait de pépins de pamplemousse	0,6	0,9
Hydrolat au choix	93	140

LAIT DÉMAQUILLANT GO TO BED' - Pour 100 g soit 100 ml

Ingrédients	%	g
Huile de noisette	32	32
Huile de coco fondue	15	15
Cire d'abeille	1	1
Eau de chaux	47	47
Arrow-root	5	5
Vitamine E	0,1	0,1

BEURRE DE CACAO MIAM Ô MIAM - Pour 14 g soit 2 pots de 7 ml

Ingrédients	%	g
Beurre de cacao	45	6,3
Cire d'abeille	7	1
Huile d'amande douce	48	6,7
Miel	1 pointe	1 pointe
Vitamine E	0,1	1 goutte

COLD CREAM WINTER IS COMING - Pour 50 g soit 50 ml

Ingrédients	%	g
Hydrolat de rose	23,5	11,8
Gel d'aloe vera	23,5	11,8
Cire d'abeille	4,4	2,2
Huile d'amande douce	45	22,5
Arrow-root	3	1,5
Extrait de pépins de pamplemousse	0,6	0,3

DENTIFRICE BEE'S BEE'S - Pour 50 g soit 30 ml

Ingrédients	%	g
Carbonate de calcium	40	20
Gel d'aloe vera	38	19
Glycérine	10	5
Propolis	3	1,5
Hydrolat de menthe	8,5	4,25
Huile essentielle de citron	0,3	0,15
Extrait de pépins de pamplemousse	0,6	0,3

PÂTE EXFOLIANTE - Pour 150 g soit 100 ml

Ingrédients	%	g
Poudre d'amande	20	30
Glycérine	10	15
Huile d'olive	25	37,5
Beurre de karité fondu	35	52,5
Sucre	10	15
Vitamine E	0,2	0,3

BAUME À TOUT FAIRE - Pour 50 g soit 50 ml

Ingrédients	%	g
Beurre de karité fondu	10	5
Cire d'abeille	10	5
Huile de bourrache	20	10
Huile d'amande douce	60	30
Vitamine E	0,2	0,1

DÉODORANT EN BAUME SANS ALU - Pour 45 g soit 30 ml

Ingrédients	%	g
Beurre de karité fondu	22	9,9
Huile de coco fondue	18	8,1
Arrow-root	45	20,3
Bicarbonate de soude	13	5,9
Huile essentielle au choix	1,5	0,7
Vitamine E	0,2	0,1

GEL HYGIÈNE HAUT LES MAINS - Pour 30 g soit 30 ml

Ingrédients	%	g
Alcool à 70 °	10	3
Gel d'aloe vera	78	23
Glycérine	8	2,5
Huile essentielle de lavande fine	3	0,9
Huile essentielle de romarin à verbénone	1	0,3

MOUSSE DE KARITÉ - Pour 4 pots de 100 ml

Ingrédients	%	g
Beurre de karité	64	147
Huile de coco	22	50
Arrow-root	13	30
Huile essentielle au choix	1	2
Vitamine E	0,2	0,5

BRUME DÉMÊLE-MOI SI TU PEUX - Pour 150 g soit 150 ml

Ingrédients	%	g
Gel d'aloe vera	10	15
Glycérine	5	7,5
Extraits de pépins de pamplemousse	1	1,5
Hydrolat de bambou	42	63
Hydrolat au choix	42	63

SCRUB À LA CAFÉINE - Pour un pot de 50 ml

Ingrédients	%	g
Huile de coco fondue	29	14,5
Huile d'amande douce	14	7
Marc de café séché	37	18,5
Sucre semoule	19	9,5
Huile essentielle de citron	1	0,5

BAUME DU TIGER - Pour 30 g soit 30 ml

Ingrédients	%	g
Huile de noisette	77	23
Cire d'abeille	15	4,5
Huile essentielle de romarin à camphre	5	1,5
Huile essentielle de menthe poivrée	3	0,9
Vitamine E	0,2	0,1

STICK DESSOUS DE BRAS - Pour 50 g soit 30 ml

Ingrédients	%	g
Huile de coco fondue	36	18,1
Cire d'abeille	15	7,5
Arrow-root	32	16
Bicarbonate	15	7,5
Huile essentielle au choix	2	0,8
Vitamine E	0,2	0,1

CIRE COIFFANTE THE KING - Pour 60 g soit 50 ml

Ingrédients	%	g
Huile de coco fondue	43	26
Arrow-root	40	24
Cire d'abeille	15	9
Huile essentielle de citron	2	1,2
Vitamine E	0,2	0,1

AFTER-SHAVE HERBACÉ - Pour 30 g soit 30 ml

Ingrédients	%	g
Gel d'aloe vera	88,4	26,5
Huile de nigelle	10	3
Huile essentielle de romarin à verbénone	0,6	0,2
Huile essentielle de menthe poivrée	0,4	0,1
Extrait de pépins de pamplemousse	0,6	0,2

BB BRUME APAISANTE - Pour 100 g soit 100 ml

Ingrédients	%	g
Glycérine	5	5
Gel d'aloe vera	10	10
Hydrolat de camomille romaine	85	85
Extrait de pépins de pamplemousse	0,6	0,6

LINIMENT P'TIT QUIQUIN - Pour 100 g soit 100 ml

Ingrédients	%	g
Huile d'amande douce	50	50
Cire d'abeille	2	2
Eau de chaux	48	48

BAUME APAISANT PICOTI PICOTA - Pour 50 g soit 50 ml

Ingrédients	%	g
Huile d'amande douce	81	40,5
Oxyde de zinc	4	2
Cire d'abeille	15	7,5
Vitamine E	0,2	0,1

BARRE DE SOIN TATOO - Pour 50 g

Ingrédients	%	g
Beurre de cacao	89	44,5
Huile de coco fondue	10	5
Huile essentielle de lavande officinale	1	0,5
Vitamine E	0,2	0,1

PAIN QUI MOUSSE - Pour 60 g

Ingrédients	%	g
SCI	53	32
Glycérine	18	7,2
Beurre de karité fondu	12	10,2
Argile blanche	17	11

SHAMPOING DUR AROMATIQUE - Pour 60 g

Ingrédients	%	g
SCI	60	36
Hydrolat de bambou	15	9
Beurre de karité	8	4,8
Argile blanche	15	9
Huile essentielle au choix	2	1,2

SÉRUM SOLIDE MON PRÉCIEUX - Pour 3 minisérums de 10 g

Ingrédients	%	g
Beurre de karité fondu	20	6
Macérât de carotte	50	15
Cire d'abeille	30	9
Huile essentielle au choix	1	0,3
Vitamine E	0,2	5 gouttes

DENTIFRICE SOLIDE POUR ÉMILE - Pour 30 g

Ingrédients	%	g
Huile de coco fondue	14	4,2
SCI	30	9
Carbonate de calcium	52	15,6
Huile essentielle de menthe poivrée	4	1,2

ROUGE À LÈVRES BIG BISOUS - Pour 2 sticks à lèvres de 10 ml

Ingrédients	%	g
Beurre de karité fondu	21	2,5
Cire d'abeille	25	3
Huile de noisette	54	6,5
Vitamine E	0,2	4 gouttes
Pigments	à ajouter	à ajouter

POUDRE MINÉRALE POUR LE TEINT STARLIGHT - Pour 10 g soit un pot de 30 ml

Ingrédients	%	g
Arrow-root	40	4
Oxyde de zinc	40	4
Argile rose	20	2
Pigments	à ajouter	

BLUSH POUPOUPIDOU - Pour 10 g

Ingrédients	%	g
Arrow-root	10	1
Oxyde de zinc	30	3
Argile rouge	30	3
Mica rose	15	1,5
Beurre de cacao	15	1,5

OÙ TROUVER LES INGRÉDIENTS ?

Mademoiselle-biloba.fr
E-shop spécialisé en cosmétique naturelle et magasin physique à Lille (104, rue Saint-André) où vous trouverez tous les ingrédients et le matériel de fabrication nécessaires aux recettes de ce livre.

Magasins bio : Naturalia, Label vie, Bio c' Bon, BBG market, Biocoop...
Pour les fécules comme l'arrow-root, les plantes sèches en vrac, les graines de lin.

Magasins vrac comme Day by day
Pour l'huile de coco, l'huile d'amande douce ou encore les fécules.

Bioflore.be
Marque qui propose des ingrédients cosmétiques de qualité, biologiques avec un très bon rapport qualité-prix.

Fermedesaussac.fr
Pour les hydrolats bio et locaux.

Karethic.com
Pour leur beurre de karité d'une qualité exceptionnelle.

BIBLIOGRAPHIE

LIVRES

- Nicolas Palanglé. *Bicarbonate - Un concentré d'astuces pour votre maison, votre santé, votre beauté*. Éditions Eyrolles, 2014.
- Lionel Clergeaud. *Danger - Additifs et agents actifs en cosmétique - Le guide indispensable pour décrypter les étiquettes.* Éditions Chariot d'Or, 2019.
- Nina Roos. *La Peau c'est la vie*. First, 2018.
- Yael Adler. *Dans ma peau - Une enveloppe moins superficielle qu'elle en a l'air*. Éditions Solar, 2017.
- Michel Pobeda. *Les Bienfaits des huiles végétales*. Marabout, 2011.
- Philippe Andrianne. *L'Argile, médecine ancestrale - De la tradition aux preuves scientifiques*. Éditions Amyris, 2018.
- Lydia Bosson. *Hydrolathérapie - Guérir avec les eaux subtiles des plantes*. Éditions Amyris, 2015.
- Rita Stiens. *La Vérité sur les cosmétiques*. Éditions Quotidien Malin, 2012.
- Pierre Franchomme et Daniel Pénoël. *L'Aromathérapie exactemen*t. Éditions Roger Jollois, 2001.
- André Bitsas. *Guide des hydrolats*. Éditions Amyris, 2018.

ARTICLES SCIENTIFIQUES

Rele AS, Mohile RB. Effect of mineral oil, sunflower oil, and coconut oil on prevention of hair damage. *J Cosmet Sci*. 2003 Mar-Apr;54(2):175-92.

Judde A. *Prévention de l'oxydation des acides gras dans un produit cosmétique : mécanismes, conséquences, moyens de mesure, quels antioxydants pour quelles applications ?* OCL 2004 ; 11(6) : 414–418.
Rapport déposé par la Commission des Affaires européennes sur la stratégie européenne en matière de perturbateurs endocriniens et présentés par M Jean-Louis Roumégas, Député.
Disponible à l'adresse : http://www.assemblee-nationale.fr/14/europe/rap-info/i1828.asp

REMERCIEMENTS

Je tiens à remercier...

Guillaume, mon mari, pour ses encouragements, sa patience tout au long de la rédaction du livre et son soutien infaillible.

Ma maman, pour ses sacrifices, son aide et tout ce qu'elle a entrepris pour me permettre de faire ce que je fais aujourd'hui.

Mes amies pour leurs conseils, leurs encouragements et parce qu'elles se sont « converties » un peu, voire beaucoup, à la cosmétique naturelle. Un grand merci tout particulier à Mélanie L. pour son aide sur certaines parties du livre et pour avoir testé certaines recettes. Mais aussi à Stéphanie L., Pauline L., Pauline D., Raphaëlle S., Hélène B., Chloé P., Aline L., Victoire T., Kerolin B., Joséphine V., Clémence M. et toutes celles et ceux présents depuis le début de l'aventure Mademoiselle Biloba.

Mes plus fidèles clients pour leur soutien depuis le lancement de Mademoiselle Biloba et sans qui tout ça ne serait pas possible.

Anaïs L. des éditions Thierry Souccar, qui m'a proposé ce projet et m'a fait confiance.

Achevé d'imprimer et façonné en France par Jouve-Print, 1er trimestre 2021

IMPRIM'VERT®

PEFC
10-31-1316